KB154192

바른 생리와
여성 건강

바른 생리와
여성 건강

윤정선 박사가 전하는
여성 건강과 생리에 대한 모든 것

윤정선 지음

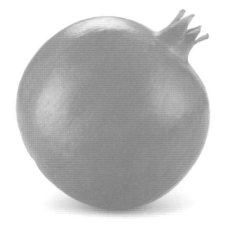

들어가는 말

'좋은 인연'을 뜻하는 하우연(好然)이란 단어에는 내가 살아온 세월과 진료 철학이 고스란히 담겨 있다. 지난 20년 동안의 여성 건강 진료 경험을 책으로 정리하기 위해 키보드 앞에 앉으니 어디서부터 이야기를 풀어가야 하나 막막하기만 했다. 며칠간 마음 속 깊은 곳을 찬찬히 들여다보다가 문득 화두처럼 건져 올린 것이 우리 한의원의 이름인 하우연이다. 돌이켜보니 한의사로서 일에 보람을 느끼며 매일매일 행복한 마음으로 진료할 수 있는 것도, 환자분들과 오랜 세월 따뜻한 유대감으로 교류할 수 있는 것도 모두가 바로 그 '좋은 인연' 덕이었음을 깨닫는다.

바른 생리와 여성 건강이라는 이 책의 주제는 친정과 시댁 양가 부모님을 빼고는 이야기하기 힘들다. 돌아가신 아버지는 40년 이상 부인과 전문 치료를 했던 한의사셨다. 평생 숱한 난임과 불임 환자들에게 꿈에도 그리던 임신과 출산의 기쁨을 맞게 해주셨다. 어릴 적부터 나는 아버지의 병원 문을 열고 들어오던 여성 환자들의 고민과 애환을 어깨너머로 엿보며 자랐고 자연스럽게 여성과 아이들을 진료하는 한의사가 되었다. 초년 한의사 시절, 나는 아버지가 쌓아올리신 노하우를 전수받으려 열심히 노력했고 그 결과 내 의술은 아버지가 물려주신 처방의 토대 위에 정립되었다. 나의 20년은 실은 아버지의 세월이 고스란히 합해진 65년의 세월과도 같은 것이다. 무엇보다 진정한 한의사가 되고 싶다면 치료비 등 돈 문제에는 일절 관여하지 말고 환자의 치유에만 집중하라시던 아버지의 가르침은 철저하게 환자의 입장과 사정을 배려하는 것에 기준을 둔 내 진료와 치료 방식에 많은 영향을 주었다.

　시아버님은 현직 산부인과 의사로 경북에서 병원을 운영하고 계신다. 진료를 하다보면 양방과의 협진이 필요할 때가 있다. 그러면 나는 얼른 아버님께 전화를 걸어 "아빠 이거 뭐예요?" 하고 스스럼없이 여쭤본다. 그럴 때마다 아버님은 양방의 치료 원리와 방법에 대해 상세하게 일러주신다. 절친한 친구 사이로 약사 동기이기도 하신 친정엄마와 시어머님 역시 진료 시 참고가 될 만한 서양 약학의 세부를 언제나 흔쾌하게 알려주고 계신다. 이처럼 여러 스승님들을 지척에 모시고 살아왔으니 나는 좋은 인연의 혜택을 분에 넘치게 받아온 사람인 것이다.

　환자의 상태를 통찰할 수 있는 종합적 판단력과 혜안은 한의사의 기본적인 덕목이다. 그러한 덕목을 갖추기 위해서는 다방면의 지식과 경험을 섭렵해야만 할 것이다. 자기만의 편견과 아집을 버린 열린 자세도 필수이다. 그래야 환자의 질환에 대한 병인병기를 제대로 파악하고 그 환자에게 가장 정확한 치법을 쓸 수 있다. 그런 생각으로 진료에 임하다 보니 내게는 매일 마주치는 임상의 다양한 경험은 물론, 서양의학의 이론이며 선배들이 일러주신 경험방 등 어느 하나 소중한 인연이 아닌 게 없다.

환자분들과의 관계 역시 마찬가지이다. 한두 번 기계적 진료로 스치듯 지나가는 의사와 환자 사이이기보다는 오래도록 인연을 맺으며 함께 동행하는 삶을 살고 싶다. 우리 병원에는 내가 아직 초보 한의사이던 시절부터 진료를 봐오신 환자가 적지 않다. 그분들은 일상생활 중 건강과 관련해 궁금한 점이 있으면 수시로 내게 전화를 주신다. 문의 내용도 한의학에만 국한되지 않는다. 어떤 분은 양방으로 병원 치료를 받으시면서 그에 대한 세부적인 궁금증을 한의사인 내게 물어오신다. 또 다른 분은 건강식품을 샀는데 그걸 먹어도 되는지 묻기도 하신다. 나는 알고 있는 한 성실히 그분들의 질문에 답을 해드린다. 내 별칭인 '닥터 하우'는 환자분들이 일상 속에서 부딪히는 건강 관련 문제들을 어떻게 하면 해결할 수 있는지 조금이나마 도움이 되고 싶다는 의지가 담겨있다. '하우'란 하우연의 준말이면서 동시에 영어의 'How'를 의미한다.

한의원 운영 초기에는 아직 부족한 나를 전폭적으로 믿고 의지하시는 그분들의 기대가 너무 부담스러웠다. 어떤 때는 그 작은 병원에 하루 백 명 이상의 환자분들이 오시기도 했다. 과하게 환자 수가 많아지고 있는 한의원을 실력있는 후배에게 맡기고 남편이 유학 중이던 미국으로 건너갔다. 일종의 도피였다. 그런데 내가 손을 뗀 이후 한의원에 환자가 급감하고 있다는 소식이 들렸다. 나는 정신이 번쩍 들었다. 부랴부랴 돌아와 진료를 보기 시작했다. 다행히 다시금 환자분들의 내원이 늘어나게 되었다. 나로서는 참으로 알 수 없는 일이었다. 그러나 진료실에 다시 앉은 나를 반기며 환자분들이 들려주신, "당신이 아니면 안 돼."라는 말씀 한 마디는 내 평생 가장 든든한 자부심의 원천이요 용기가 되었다. 지금도 마음이 느슨해질 때면 그 고마운 말씀에 보답하기 위해 내가 지닌 최선을 다하던 그때의 초심으로 돌아가 마음을 다잡곤 한다.

환자 한 분과 십 년, 이십 년을 동반하는 것은 여러 가지 장점이 있다. 우선 앞날을 내다보는 장기적인 치료가 가능하다. 한의학의 처방은 질환의 근원에 집중하여 몸의 자생력, 면역력을 키워주고 스스로 항상성을 유지할 수 있도록 만드는 데 초점이 맞춰져 있다. 지금 눈에 반짝 띄는 효과를 얻기 위해 어떤 약을 쓴다고 해도 근원이 해결되지 않는 한 1년이고 2년 후에 다시 똑같은 질병이 올 수도 있는 것이다. 그러므로 좀 더 긴 관점에서 질환을 대해야 할 필요가 있다.

게다가 몸의 상태는 항상 조금씩 바뀌게 마련이다. 그런 변화에 맞춰 처방도 달라져야 한다. 늘 오시는 분들은 한약을 복용하면 몸이 평소처럼 편안해지니 매번 같은 약을 드린다고 생각하신다. 그러나 그분들의 몸 상태는 본인이 못 느낄 뿐, 내원시마다 달라져있다. 약도 그에 따라 다르게 처방될 수밖에 없는 것이다. 또한 오랜 환자분들은 대부분 할머니, 아버지, 손자 대까지 한 가족 모두가 오시는 경우가 많다. 그럴 경우 가족력과 체질에 대한 파악이 가능하니 여러모로 치료가 용이해진다.

엄마 품에 안겨 내원했던 아기가 성장 관리를 받으며 잘 자라 성인이 된 후에도 한의원에 오는 모습을 보는 것만큼 보람 있는 일이 또 있을까. 막 풍이 오기 직전의 환자분이 다급해서 내원했을 때 한편으론 큰 병원으로 가는 119 구급차를 부르고, 또 한편으론 얼른 침을 놓아 응급 처치를 하며 위기에서 벗어날 수 있도록 돕는 일도 부지기수였다. 응급 처치를 하는 것과 안 하는 것은 병의 예후에서 큰 차이를 보이게 마련이다. 그처럼 오래도록 궂은일 좋은 일을 함께 겪어온 환자분들은 대부분 한 사람의 인연에 의해 알음알음으로 남 같지 않은 사이가 된 경우가 많다. 사람 하나의 좋은 인연이 한 명으로 그치는 게 아닌 것이다. 나는 어린 환자로 시작된 첫 인연이 바른 성장의 시기를 지나 건강한 부모가 되도록 소중히 이어지는 가족들의 평생 주치의가 되었으면 하는 바람이 있다.

이 책은 그러한 내 바람의 연장선상에 있다. 생리는 여성 건강의 바로미터라는 말이 있다. 사실 생리의 구조와 원리를 잘 파악하고 그에 알맞게 대처한다면 여성은 자신의 건강을 적어도 반 이상 챙기는 셈이다. 한 여자아이가 사춘기를 맞아 초경을 하고 성인기의 임신과 출산 과정을 모두 거친 후에 갱년기에 이르는 일생의 과정을 포괄적으로 다룸으로써 균형 잡힌 생리를 통한 바른 성장과 평생의 자궁건강을 모두 챙길 수 있도록 도움이 되고 싶다.

처음 생리를 시작하는 때는 아직 어린 나이이다. 그런데 우리는 어린 딸에 대해 생리 처리를 어떻게 하는지는 가르쳐주어도 생리가 정확히 무엇인지를 알려주는 경우는 드물다. 대부분의 여자아이들은 그에 대해 학교에서 흘리듯 들었거나, 복잡한 생물학적 단어들로 이루어진 전문 서적에서 반은 이해하고 반은 뜻도 모른 채 지나쳤을 가능성이 크다. 그러나 어떤 문제든 먼저 실체를 정확하게 파악해야 해법이 생긴다. 여성으로서 평생의 건강을 잘 챙기려면 생리와 자궁건강에 대해 우선 잘 알고 넘어갈 필요가 있다.

이미 숱하게 다루어진 주제이지만 보다 쉽고 명쾌하게 생리를 설명하고 여성의 평생 건강과 직결된 친근한 존재로 여길 수 있도록 도와주는 일, 첫 생리의 구체적 대처법과 관련정보, 사춘기 내 딸아이를 위해 엄마가 해줄 수 있는 깊이 있고 친근한 조언을 대신해주는 일, 본격적인 임신과 출산이 이루어지는 성인기 자궁건강을 지키는 법, 혹은 무방비하게 폐경을 맞은 중년 여성들이 당황하지 않고 갱년기를 잘 보내는 방법을 알려주는 길잡이가 되어주는 일 등, 이 책의 자리는 바로 그런 지점에 있다. 하나는 시작, 하나는 마무리 단계에 있지만 극심한 호르몬 변화로 몸도 마음도 예민해질 수밖에 없는 공통의 고민을 지닌 사춘기 딸과 갱년기 엄마 두 사람 모두에게 이 책이 서로가 서로를 이해하기 위한 좋은 대화의 장이 되길 바란다.

2018. 8. 윤정선

생리 알고 가기
생리와 여성 건강

Part 2

10대
사춘기 딸, 초경을 시작하다

Part 3 · 20대 · 30대
성숙기 여성이 되어 임신과 출산을 겪다

Part 4
40대 · 50대
갱년기를 겪으며 완경을 하다

Part 1

생리 알고 가기

생리와 여성 건강

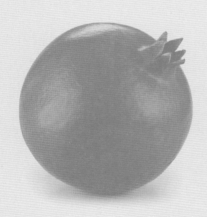

천계天癸

인체의 생장과 발육, 생식 기능을 촉진하는 물질로
선천적인 신腎의 정기와 후천적인 영양물질의 섭취에 의해 생겨나
생리와 폐경을 이끈다.

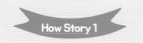

사춘기 딸과 갱년기 엄마
사사건건 너무 부딪혀요

서상미(가명 · 45세) 주부는 요즘 이해할 수 없는 증상에 시달리고 있다. 가만히 앉아있는데도 갑자기 열이 위로 치받치는 느낌이 들며 얼굴이 붉게 달아오르곤 한다. 반대로 어떤 때는 손발이 지나치게 차가워지고 다리 관절에 오싹 오한이 들어 두터운 양말에 무릎담요를 몇 겹이고 둘러야 한다. 종일 피로감에 시달리지만 막상 잠을 자려고 누우면 정신이 말짱해지며 잠이 들 수 없다. 하루 이틀도 아니고 몇 달째 그런 증상을 겪으려니 모든 일이 짜증스럽기만 하다. 가족들의 한 마디 한 마디에도 예민하게 반응하게 된다. 특히 어릴 때는 말 잘 듣고 애교도 많던 딸아이가 요즘은 왜 그렇게 신경 거슬리는 짓만 골라 하는지. 아빠나 다른 사람들 앞에서도 대놓고 자신의 결점을 지적하는 모습에 적잖이 충격을 받고 있다.

서상미 주부의 큰 딸 윤지(가명 · 15세)는 최근 들어 엄마가 못마땅해 미칠 지경이다. 이제는 머리가 컸고 스스로 알아서 잘 해내는 것들이 많은데 엄마는 겨우 열다섯에 뭘 알겠느냐며 자신의 의견을 무시한다. 옷을 사러가서도 아이들 사이에 유행하는 디자인을 고르면 그런 건 불량한 애들이나 입는 거라며 펄쩍 뛴다. 얼마 전엔 친구들과 화장품가게에 들렀다가 예쁜 틴트를 하나 샀지만 엄마가 놀랄 생각을 하면 다른 아이들처럼 입술에 바를 엄두가 안 난다.

중학교에 들어오니 주변에 공부 잘 하는 아이들이 많아 자기 실력 정도로는 반에서 열 손가락 안에 드는 것만도 다행이다. 그런데 엄마는 왜 초등학교 때만큼 성적이 안 나오느냐며 다그치기 일쑤다. 게다가 6학년 때 초경을 시작한 이후엔 생리 때만 되면 집중력이 흐려지며 공부한 내용도 자꾸만 까먹는 증상이 생겼다. 내 딸이 최고라고 믿고 있는 엄마 앞에서는 그런 사실조차 이야기하기 힘들다. 그러다 보니 요즘은 부담스럽기 짝이 없는 엄마의 기대감으로부터 도망치고만 싶어진다. 예전엔 친구처럼 다정한 모녀 사이였던 서상미 주부와 윤지에게는 대체 어떤 일이 벌어지고 있는 걸까.

어린이에서 여자가 되는 변화,
생리를 시작하다

사춘기 딸과 갱년기 엄마의
이유 있는 갈등

　예전엔 왜 그렇게 고부갈등이 심했을까. 흔히들 이야기하는 것처럼 필자 역시 고부간의 갈등에 대해 아들을 사이에 둔 시어머니와 며느리 사이의 감정싸움이라고만 여겼다. 그런데 오랫동안 여성들의 생리와 자궁건강을 진료하면서 나는 전혀 색다른 측면을 알아채기 시작했다. 고부갈등의 중요한 원인 중 하나는 바로 '생리'에 있다는 점이다. 다소 뜬금없어 뵐 수도 있는 이 이야기는 무슨 내용일까.

　옛날엔 다들 일찍 결혼을 했다. 그에 따라 여성은 대략 삼십대 중후반에서 사십대 초반이면 딸이나 아들을 모두 여의고 시어머니가 되는 나이에 이르렀다. 당시 평균 수명이 오늘날에 비해 짧았던 것을 감안하면 막 갱년기에 접어들 나이인 것이다. 책의 마지막 장에 더욱 자세히 다루겠지만 갱년기는 호르몬 분비의 불균형이 극단적으로 나타나는 시기이다. 폐경 직전에는 여성호르몬 분비가 줄어들면서 모자라는 여성호르몬 수치를 끌어올리기 위해 생식샘자극호르몬이 과하게 분비된다. 이런 과정을 거치게 되면 제 아무리 이성적이고 무덤덤한 성격의 여성이라 할지라도 하루에도 몇 번씩 널뛰듯 변하는 감정의 기복을 겪게 된다. 타고난 심성이 악해서가 아니라 몸의 작용에 의해 저절로 감정에 치우친 행동을 할 수밖에 없는 것이다.

사람은 당사자가 되어보지 않는 한 다른 사람의 심경을 완전히 이해하기 힘들다. 본인은 안 그러고 싶지만 속에서 울화통이 치밀고 사사건건 신경이 날카로워지는 갱년기 여성의 특성을 다른 가족들이 알아서 짐작하고 그 속을 헤아린다는 건 거의 불가능한 일이다. 그러니 당하는 며느리의 입장에서나 사회적인 시선에서 보면 시어머니의 처사가 동화 속에 등장하는 팥쥐 엄마처럼 심술궂게만 보일 것이다.

그런데 요즘은 예전과 달리 대체적으로 늦게 결혼하고 출산하는 추세이다. 그렇다 보니 아이의 사춘기와 엄마의 갱년기가 겹치는 경우가 많아졌다. 호르몬변화가 심한 사춘기와 갱년기에 이른 딸과 엄마 사이의 갈등은 이전 시대의 고부갈등 못지않게 심각할 수 있다. 여성의 일생 중 가장 드라마틱한 감정의 변화를 보이는 것은 사춘기와 갱년기이다. 딸이 한창 독립심이 싹트기 시작하는 나이에 벌어지는 갱년기 엄마와의 갈등은 소설이나 영화의 소재로 등장할 만큼 그 진폭이 크다. 서로 예민한 시기이니 부딪힐 수밖에 없는 것이다. 날카롭게 내뱉은 한마디 한마디에 서로 마음을 다치고 힘들어하게 된다.

딸도 엄마도 나이가 들고 성숙해가는 과정이긴 하지만 그러한 갈등을 잘 해소하지 못할 경우 둘 사이에는 오래도록 감정의 앙금이 남을 수 있다. 반대로 엄마와 딸이 서로의 상태를 정확히 인식하고 이해하며 그 시기를 슬기롭게 헤쳐 나간다면 평생 더욱 돈독한 관계를 유지할 수 있을 것이다. 사춘기 아이와 갱년기 엄마의 갈등은 근본적으로 극심한 호르몬변화에 의한 몸과 마음의 불안정성에 원인이 있다. 호르몬 작용에 의해 극에서 극으로 변하는 몸의 상태가 극단적인 마음의 움직임을 부르는 것이다. 그렇기 때문에 두 사람 사이의 갈등을 완화하고 치유하는 출발점은 불안한 몸의 상태를 바로잡아 마음의 안정을 꾀하는 것에 있다.

실제로 사춘기 아이의 2차 성징 문제로 내원했던 엄마가 갱년기 치료를 받고 가는 경우가 적지 않다. 사춘기 아이를 치료하며 동시에 엄마에게 부족한 신음을 보충해주고 간열을 내려주는 처방으로 갱년기 한열의 밸런스를 맞춰주면 아이도 엄마도 짜증과 화가 덜 나게 되면서 서로 부딪히는 횟수가 자연스럽게 줄어들곤 했다.

사례 속의 서상미 주부와 윤지도 우리 한의원에서 한방 치료를 같이 받고난 후 사이가 좋아진 경우이다. 엄마는 전형적인 갱년기장애에 시달리고 있었다. 그러나 검진 결과 아직은 폐경이 올 시기가 아님에도 불구하고 조기 폐경이 진행되고 있다고 판단되었다. 폐경지연치료를 통해 갱년기증상을 완화시켜 주니 몸과 마음이 편안해지면서 아이와 주변사람들, 그리고 세상을 보는 시각에 다시 여유가 생겼다고 한다. 그로 인해 이제는 아이가 자신이 보호해주어야 할 한 어린아이가 아니라 막 성인기에 접어들기 시작한 독립된 하나의 인격체라는 사실을 받아들이기 시작했다. 윤지 역시 난소와 자궁의 바른 성장을 돕고 체내 호르몬의 균형을 잡아주는 치료로 생리주기 학습장애 증상이 사라지면서 엄마도 자신처럼 생리로 인한 불편 증상을 겪고 있다는 점을 이해하게 되었다.

누군가를 이해한다는 것은 상대방의 사정을 명확히 아는 것에서 출발한다. 딸과 엄마, 사춘기와 갱년기의 두 여성은 대체 어떤 몸과 마음의 변화를 겪게 되는 것일까. 이 책 속에서는 사춘기 초경에서 시작하여 임신과 출산의 시절을 보내고 폐경을 통해 생리를 잘 마무리하고 완성하는 완경까지의 전 과정을 다룰 예정이다. 책 내용을 통해 엄마는 지나온 과정을 되돌아보며 이제 막 하나의 성인 여성으로 변모 중인 딸의 현재를 보다 명확히 이해하고 성숙한 완경을 이룰 수 있는 마음의 여유를 갖게 될 것이다. 딸도 엄마를 한 사람의 여성으로 이해하며 스스로 앞날을 대비할 수 있는 방책을 세울 수 있을 것이다. 특히 같은 여성으로 겪어야 하는 '생리'라는 공통분모에 대한 이해와 공감은 엄마와 딸 사이를 그 무엇보다 강한 동지감과 유대감으로 묶어 줄 것이다. 그렇다면 지금부터 차근차근 알아보도록 하자.

생리=여성 건강의 척도

세상에는 겉보기와 다른 것들이 존재한다. 중요한 것은 본질인데도 겉에 드러나는 것에 의해 호도되는 일들이 있다. 나는 그중 대표적인 것이 생리라고 생각한다. 생리에 있어서만큼은 머피의 법칙이 딱 들어맞는 때가 많다. 어차피 매달 해야 하는 거라면 별일 없고 한가할 때 시작되면 얼마나 좋겠는가. 하지만 이상스럽게도 생리는 가장 바쁜 날, 가장 중요한 날, 혹은 가장 예쁘게 보여야 할 날 걸리는 경우가 많다. 회사에서 운동회나 야유회를 한다든지, 중요한 시험 날이라든지, 맘먹고 여행 가방을 싸놓은 날이면 반드시 예상치 못한 그것이 터지고야 만다. 마치 어릴 때 소풍날이나 운동회 날만 되면 어김없이 비가 내리고, 멀쩡하던 날씨가 하필 수능 날 영하로 떨어지는 것과 마찬가지이다. 그러다 보니 여성들에게 생리라는 건 몹시 귀찮고 성가시고 번잡한 것으로 인식되고 있는 경우가 대부분이다.

과연 생리란 쓸모없고 귀찮기만 한 것일까. 여성을 남성으로부터 구별 짓는 불편한 천형 같은 것일까. 그러나 생리의 속내를 알고 보면 그런 의식이 명백히 오해요 오류임을 알게 된다. 생리란 한 여성을 여성답게 하는, 그러기 위해 온몸이 초집중하여 매달 치러내는 하이라이트 같은 행사이기 때문이다.

사람의 몸은 마치 작은 우주처럼 온갖 조직과 기관, 물질들이 협조하고 균형을 이루며 질서 있게 생명을 이어간다. 임신과 출산이 가능한 여성의 몸은 더욱 복잡하고 섬세한 구조와 메카니즘에 의해 움직이고 있다. 초경을 시작하고 나면 가임기 여성의 몸의 시계는 철저히 임신과 출산의 스케줄에 맞춰지게 된다. 매달 배란과 함께 임신이 될 경우를 대비하는 생체 활동이 일어나는 것이다. 그러나 임신이 이루어지지 않으면 그동안 열심히 준비하고 만들어 놓았던 몸속의 조직들을 몸 바깥으로 배출하며 그 과정을 마무리한다. 그것이 생리이다.

급격한 바깥 환경의 변화나 몸 내부에 심각한 이상이 생기면 이 시계는 정상적으로 움직이지 않게 된다. 전쟁이 나거나 큰 병에 걸리면 심지어 시계가 한동안 완전히 멈춰지기도 한다. 몇몇 징후가 나타나긴 하지만 몸에서 배란을 하는 과정은 우리가 명확히 알아채기 힘들다. 그에 비해 생리는 눈으로 직접 확인할 수 있다. 생리가 매달 규칙적으로 이루어지고 있다면 우리 몸 안의 생체 활동이 정상적으로 이루어진다는 증거이다. 몸의 영양이 충분하고 여러 기능이 별 탈 없이 잘 진행되어야 배란과 함께 임신의 준비를 해낼 수 있기 때문이다. 그래서 생리를 여성 건강의 척도, 혹은 바로미터라고 말하는 것이다.

생리와 생리주기

생리는 '몸의 생리작용'이라는, 보다 광범위한 의미를 지닌 말이다. 입에 익어 익숙한 단어이므로 널리 통용되긴 하지만 같은 뜻으로 쓰이는 월경이라는 단어가 좀 더 적확한 표현이라고 할 수 있을 것이다. 여기서는 생리를 월경과 같은 뜻으로만 국한하여 사용할 것이다.

생리 혹은 월경은 성숙한 여성이 배란을 한 후 수정이 되지 않았을 때, 임신할 경우를 대비해서 미리 두꺼워져 있던 자궁내막이 질을 통해 밖으로 떨어져 나오는 출혈 현상이다.

자궁내막이란 무엇일까. 자궁내막은 자궁 안쪽의 벽을 감싸고 있는 점막이다. 이 점막은 자궁벽에 붙어있는 기저층과 표면 쪽인 기능층의 두 가지 층으로 이루어져있다. 이중 호르몬 변화에 따라 부피가 늘어나 두꺼워지거나 두꺼워졌던 부분이 떨어져나가는 부위가 자궁내막의 표면인 기능층이다.

자궁 내막의 표면이 증식하여 두꺼워지는 것은 우리 몸이 수정란을 안전하게 키우기 위해 미리 준비하는 작업이다. 자궁 안에서 수정이 이루어지면 그 수정란이 자리를 잡고 들어가 앉는 곳이 바로 이 자궁내막의 표면이기 때문이다. 자궁내막의 표면은 마치 새들이 부드러운 깃털과 해초, 작은 나뭇가지들로 지은 둥지처럼 장차 아기가 될 수정란에 촉촉하고 편안한 자리를 마련해 주는 곳이다. 그러나 정작 수정이 이루어지지 않으면 이렇게 부피를 키워가며 준비해놓았던 자리가 필요 없어지게 되고, 출혈의 형태로 떨어져나가는 것이다.

생리는 보통 만12세~17세 무렵에 시작되어 50세 전후까지 지속된다. 그러나 만약 임신이 되었다거나 출산 후 아이에게 모유를 먹이게 되면 그 기간 동안은 생리를 하지 않게 된다. 무배란성 월경도 존재하기는 하지만 대체적으로 생리를 한다는 것은 우리 몸이 배란을 한다는 증거이다. 배란이 일어나는 동안의 기간을 임신이 가능하다는 의미로 가임기라 부른다. 생리 기간은 개인에 따라 다르지만 3일~7일 정도 지속되며 약 20~60CC 가량의 혈액이 방출된다.

생리주기

생리주기는 여성의 몸 안에서 난자의 성숙과 배란, 월경의 과정이 한 차례 진행되는 기간이다. 생리 시작일로부터 다음 생리가 시작하기 전날까지의 기간을 말하며 평균적으로 대략 28일 정도가 걸린다. 생리주기는 개인차가 있어 21일이라는 다소 짧은 주기를 지닌 사람도 있고, 32일 정도 되는 긴 주기인 사람도 있다.

생리는 앞에 적은 것처럼 자궁내막이 떨어져 출혈이 일어나는 기간이다. 흔히 생리를 하는 동안은 우리 몸이 임신이 되지 않아 불필요해진 조직을 배출해내는 일에만 전념할 것이라고 생각하기 쉽다. 그러나 생리 시작과 동시에 몸속에서는 이미 새로운 배란을 위한 준비 작업이 진행된다.

생리 시작과 함께 조금씩 성숙하기 시작하는 난자는 생리주기의 중간지점, 즉 생리시작일로부터 14일째 되는 날 배란이 된다. 그리고 임신이 되지 않을 경우 그로부터 다시 14일이 지나면 월경이 시작된다. 생리가 표면적인 주인공이라면 배란은 생리주기의 숨어있는 주인공이다. 그런 까닭에 생리주기는 생식주기와 동일한 기간을 일컫는 말이다. 생리주기가 월경에 중점을 둔 표현이라면 생식주기는 배란에 집중한 표현이라고 할 수 있다.

생리주기는 크게 난포기와 황체기로 나뉜다. 난포기에서 황체기로 바뀌는 시기에 배란이 일어나게 된다. 다시 정리해보자면 생리 시작일로부터 배란되기 전까지 14일간이 난포기, 배란 후부터 다음 생리 시작일 전까지의 14일이 황체기이다. 14일째라고 날짜를 특정 짓고 있지만 이것은 가장 일반적인 생리주기인 28일을 기준으로 했을 때 해당되는 날짜이다. 생리주기가 28일보다 짧거나 길어지면 당연히 배란일도 달라질 것이다. 그러나 그러한 개인차는 주로 배란 전 기간인 난포기의 차이에 의한 것이다. 난포기의 날짜는 여성 개인의 기질, 나이, 질환 등에 의해 달라진다. 이에 비해 배란 이후의 황체기는 대략 14일을 기준으로 하루 이틀 정도 앞당기거나 늦어질 뿐 누구나 일정한 편이다.

난포기

난포(卵胞)란 난자를 감싸고 있는 주머니이다. 보다 명확히 표현하자면 '주머니'는 여포(濾胞)라는 주머니 모양의 세포조직이다. 여포는 본래 호르몬 같은 내분비물질을 담고 있는데, 주머니가 터지면 그러한 물질들이 분비된다. 난소뿐 아니라 갑상선, 뇌하수체 등 내분비 물질을 분비하는 조직은 무수한 여포들로 이루어져있다. 하지만 일반적으로 '여포'라고 하면 난소 안에 있는 여포를 의미하는 경향이 있다. 그래서 난포는 여포라고도 불리며 난포기 역시 여포기와 같은 의미이다.

난포기는 월경시작 첫 날부터 배란이 일어나기 전까지의 기간이다. 임신이 이루어지지 않고 월경이 시작되면 난소에서는 다음번 배란을 위한 준비 작업이 시작된다. 아직 미성숙한 상태인 난자가 난포 속에서 점점 성숙해지는 것이다. 수정이 가능할 만큼 성숙해지면 난포 주머니가 툭 터지며 난자가 난소 밖으로 나오게 된다. 바로 이것이 배란이다.

배란

생리 주기를 이해하기 위해서는 먼저 배란이 무엇인지 정확히 알 필요가 있다. 배란은 여성의 난소에서 자라난 난자가 성숙된 후 난자를 감싸고 있던 주머니가 터지며 수란관 안으로 배출되는 현상이다.

한 사람의 여성이 평생 배란할 수 있는 난자는 그 수가 한정되어 있다. 여자아이들은 엄마 뱃속에 있을 때부터 훗날 난자가 될 가능성을 지닌 원시적 형태의 생식세포를 지니고 있다. 이 숫자는 무려

수백만 개에 이른다. 그러나 출생 후에는 뱃속에 있을 때보다 숫자가 감소하여 약 2백만 개가 되며 사춘기가 되면 다시 약 40만개로 줄어들게 된다. 그 많은 생식세포 중에서도 가임기 동안 배란에 성공하는 것은 겨우 4~5백 개에 불과하다.

황체기

배란이 끝나면 난자를 감싸고 있던 난포는 황체로 변하게 된다. 황체(黃體)는 배란된 난자가 임신에 성공할 경우를 대비해서, 필요한 호르몬을 계속 공급하기 위해 만들어지는 조직 덩어리이다. 말 그대로 황색의 몸체라는 뜻이다. 황체가 노란 색을 띠는 이유는 황체 속에 든 루틴이라는 색소의 색깔 때문이다. 임신을 지속시키는 역할을 하는 존재이기 때문에 난자의 수정이 이루어지면 점점 커지면서 태반이 완성될 때까지 제 기능을 다하게 된다. 반면 수정이 이루어지지 않으면 급격히 퇴화된다. 생리주기에서 황체기는 배란 후 임신을 위해 황체가 만들어졌다가 점차 퇴화하여 소멸되는 기간이다.

생리주기별 호르몬의 작용

그런데 이 모든 과정이 일어나게 만들어주는 호르몬들이 있다. 그 중 대표적인 것은 난포자극호르몬(FSH), 황체형성호르몬(LH), 에스트로겐, 프로게스테론 등 네 가지 호르몬이다. 생리주기는 이 호르몬들의 작용에 의해 조절된다.

난포자극호르몬(FSH)

난포자극호르몬은 뇌하수체 전엽에서 분비되는 생식샘자극호르몬이다. 앞에서 언급한 대로 난포는 여포와 동일한 의미로 쓰이기 때문에 난포자극호르몬은 여포자극호르몬으로도 불린다. 난포자극호르몬은 두 가지 역할을 한다. 우선 '자극'이라는 말에서 짐작되는 것처럼 원시상태의 미성숙 난포인 원시 난포를 자극하여 발달이 시작되게 만든다. 호르몬 자극을 받은 원시난포는 발육난포로 자란 후 성숙난포 상태가 된다. 또한 난포자극호르몬은 에스트로겐의 분비를 촉진시켜 난자가 성숙되도록 돕기도 한다.

황체형성호르몬(LH)

난포가 절반 정도 성숙하게 되면 뇌하수체 전엽에서 난포자극호르몬 분비가 멈추고 다른 종류의 생식샘자극호르몬인 황체형성호르몬이 분비된다. 난포자극호르몬은 난포를 자극해서 자라게 만드는 본래의 목적을 달성했으니 황체형성호르몬에 다음 역할을 넘겨주는 것이다. 황체형성호르몬은 성숙해진 난포에 작용하여 배란이 일어나게 만든다. 또한 배란 후 난포가 황체가 되도록 작용하며 황체호르몬인 프로게스테론의 분비를 촉진시킨다. 황체형성호르몬은 여성의 난소뿐 아니라 남성의 정소에도 작용하여 남성호르몬인 안드로겐의 생합성과 분비를 촉진하기도 한다.

에스트로겐

에스트로겐은 여성의 성 기관 발달을 돕고 여성 생식에 절대적 역할을 하기 때문에 여성호르몬이라 불린다. 남성에게서도 분비되긴 하지만 주로 여성의 난포와 황체, 태반 등에서 많이 분비되며 에스트론(E1), 에스트라디올(E2), 에스트리올(E3)의 세 가지 종류가 있다.

가슴이 나오게 만들거나 성 기관을 발달시키는 등 2차 성징을 발현시키는 작용을 하는 것이 바로 에스트로겐의 역할이다. 또한 난자의 성숙과 자궁벽의 두께조절에 관여하는 등 생리주기를 조절하는 중요 호르몬 중 하나이다. 난포자극호르몬에 의해 분비가 촉진된 에스트로겐은 제 기능을 다할 수 있을 만큼 충분히 분비되면 피드백 작용에 의해 거꾸로 난포자극호르몬의 분비는 억제하고 황체형성호르몬의 분비를 늘린다.

여성의 갱년기 장애는 주로 에스트로겐 부족이 원인이 되기 때문에 갱년기장애 치료용으로 에스트로겐이 사용되기도 한다. 또한 사춘기 남자아이들의 경우 성호르몬의 분비가 시작될 때 남성호르몬인 테스토스테론과 에스트로겐의 비율이 불안정해지면 일시적으로 에스트로겐의 작용에 의해 여성형 유방이 나타나기도 한다.

프로게스테론

프로게스테론은 주로 황체와 태반에서 분비되며 수정란의 착상을 준비하고 분만단계에 이를 수 있도록 임신을 유지하는 역할을 하는 호르몬이다. 배란 후 수정이 될 경우를 대비하여 수정란이 착상할 수 있도록 자궁벽을 두텁게 만들고 수정이 이루어지지 않을 때는 에스트로겐 분비를 억제함으로써 생식주기가 다시 시작되도록 만든다. 임신이 될 경우는 또 다른 배란을 억제하고 임신을 유지시키는 작용을 하며 유방조직을 발달시켜 출산 후 모유가 생산되도록 돕는다.

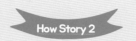

취업 준비에 방해가 된 스트레스성 생리불순, 다낭성난소증후군으로 진단받다

　취업준비생인 오석영(가명·25세)씨는 2년째 공무원 시험을 준비하고 있다. 책상 앞에만 앉아있는 생활을 오래 해서일까. 그전에는 생리를 꼬박꼬박 제때 하는 편이었는데 최근 1년간은 생리주기가 불규칙해지면서 생리통도 심해졌다. 처음에는 운동부족 때문인가 싶어 공부하는 틈틈이 도서관 밖에서 5~10분 정도 걷다가 돌아오곤 했었다. 그런데도 생리불순 증상은 나아지는 기색이 없었다. 시간이 지날수록 오히려 아랫배도 더 나오는 것 같고 얼굴에는 여드름까지 생겼다.

　별 문제는 아닐 거라 여겼던 석영씨가 병원을 찾게 된 것은 3개월째 생리가 멈춘 이후였다. 첫 달과 두 번째 달을 걸렀을 때는 왜 주기가 길어질까 하며 살짝 불안하기만 했었다. 하지만 세 달이 넘어가자 이제는 더 미루지 말고 병원 검진을 받아봐야겠다는 절박감이 느껴진 것이다. 검진 결과 석영씨는 다낭성난소증후군이라는 진단을 받았다.

　석영씨는 호르몬치료를 받기 시작했다. 호르몬제를 복용하고 주사를 맞으니 멈췄던 생리가 다시 시작되었다. 그러나 처음에는 효과가 좀 있는 것 같더니 치료가 거듭될수록 호르몬제를 투여해도 생리가 시작되지 않았다. 영영 생리가 멈추는 게 아닌가 하는 불안감이 엄습했다. 마음이 심란하니 공부도 잘 안 되었고 그해 공무원 시험은 준비 부족으로 포기해야만 했다.

석영씨는 언니들의 손에 이끌려 한의원을 찾았다. 언니들이 여러 번 권유했지만 쉽게 발길이 떨어지지 않았다고 한다. 상담을 해보니 지속적으로 해오던 양방 치료를 완전히 중단하고 한방 치료를 받는 것에 부담감을 갖고 있었다.

자궁질환을 비롯하여 몸의 각종 질환을 치료할 때 한방이나 양방 치료 중 어느 한 가지 방법만을 택해야 하는 것은 아니다. 한방에는 양방의 수술이 꼭 필요한 경우에도 수술을 잘 이겨낼 몸 상태를 만들어주는 절충적 요법들이 많이 있기 때문이다. 특히 다낭성난소증후군처럼 정확한 발생 원인을 알기 어려운 질환일수록 병을 불러온 체내 불균형을 바로잡고 자궁과 난소의 기능 회복을 통해 몸의 치유력을 높여주는 한방 병행 치료가 보다 효과적일 수 있다.

석영씨 역시 본인의 희망대로 호르몬치료와 함께 한약과 침치료를 병행하기로 했다. 석영씨는 약 3개월 동안의 한방과 양방 병행 치료 후 생리가 다시 시작되었다. 현재 무월경 상태가 재발되지 않도록 지속적으로 자궁 관리를 받는 중이다.

생리불순

여성들에게 생리만큼 익숙한 단어가 생리불순이다. 오랜 세월 동안 생리를 하다보면 종종 생리 날짜가 빨라지거나 늦어지고 생리량이 변화하는 경우도 있다. 예를 들어 다이어트를 한다든지 극심한 스트레스에 시달리고 잠이 현저히 부족하기라도 한 달이면 생리도 평소와 다른 양상을 보이기 마련이다. 그러다 보면 생리 패턴에 변화가 생겨도 좋아지겠거니 하면서 대수롭지 않게 넘기는 경우가 있다. 그러나 몸 상태가 바뀜에 따라 생리도 변화를 보인다는 사실 자체를 역으로 생각해보면 생리가 얼마나 몸의 건강 상태를 예민하게 반영하는 것인지 잘 알 수 있다. 생리불순은 몸이 보내는 일종의 이상신호인 것이다.

어떤 형태의 생리불순은 몸 안의 내분비 기능에 이상이 생기거나 자궁 계통의 질환을 나타내는 지표일 수 있다. 그런 경우는 질병의 징후이므로 가볍게 넘겨서는 안 된다. 만약 그대로 방치한다면 후일 임신이 어려워지는 난임이 생기거나 불임에 이를 위험성이 있기 때문이다.

생리불순이란?

평균적으로 생리는 21일~35일 주기로 매달 일어나며, 생리 지속 기간은 3~7일, 생리량은 약 20~60cc 정도 된다. 생리불순은 여러 가지 원인에 의해 평균적 상태에서 벗어나 생리가 불규칙해지는 현상이다. 그러므로 생리 기간이 21일보다 짧거나 35일보다 길 경우도 생리불순에 속하며 생리 양이 지나치게 적거나 과도하게 많은 경우도 포함된다. 또한 생리주기에 이상이 생긴 희발월경이나 빈발월경 등의 경우도 생리불순에 속한다.

생리불순의 유형과 원인

생리불순은 자궁이나 몸의 이상, 혹은 정신적 스트레스와 비만, 과도한 다이어트 등으로 극심한 영양부족이 왔을 때 발생할 수 있다. 체내 호르몬 불균형과 고프로락틴혈증, 갑상선기능의 항진이나 저하 등이 그 원인인 경우도 많다. 생리불순을 일으키는 질환들과 생리불순의 증상에 따른 유형에 대해 알아보자.

희발월경과 빈발월경

이러한 유형은 생리주기에 이상이 있는 경우이다. 희발월경이란 생리주기가 35일 이상인 월경을 말한다. 반대로 빈발월경은 생리주기가 21일보다 짧은 경우이다. 희발월경은 주로 시상하부와 뇌하수체의 이상으로 인한 호르몬 분비의 불균형, 또는 갑상선기능에 문제가 생겼을 때 발생한다. 또한 인공중절 등에 의한 자궁내막의 소실과 무배란, 난소기능부전이 원인이 되기도 한다. 빈발월경은 아직 생리가 일어나는 체내의 구조적 기능이 완전히 자리잡지 못한 초경 직후나 폐경 전의 여성에게 흔히 일어난다. 이 경우는 호르몬 분비의 불균형이 그 원인이다. 자궁근종 등에 의해서도 발생할 수 있다.

과소월경과 과다월경

생리의 양이 일반적인 경우보다 지나치게 적은 것을 과소월경, 과하게 많은 것을 과다월경이라 한다. 과소월경은 월경주기에는 이상이 없지만 생리대에 묻어날 정도로 생리량이 지극히 적고 2~3일 만에 생리가 끝나기도 한다. 과소월경이 일어나는 이유는 자궁발육이 덜 이루어졌거나 뇌하수체와 난소의 호르몬 분비 이상, 무배란, 자궁내막 위축 혹은 내막 유착 등이 원인이 될 경우가 많다. 먹는 피임약에 의해 발생되거나 폐경 전의 한 증상으로 나타나기도 한다. 또한 과도한 스트레스나 극심한 피로에 의해 발생하는 경우도 있다.

과다월경은 보통의 생리보다 매번 생리량이 많은 경우를 말한다.

과소월경과 마찬가지로 뇌하수체와 난소의 호르몬 분비에 이상이 생기거나 자궁근종, 자궁내막증식증, 자궁내막암, 자궁 내 피임기구 등이 원인인 경우가 있다. 또는 선천적으로 자궁내막이 두꺼워 양이 많은 사람도 있다.

기능성자궁출혈

기능성자궁출혈은 자궁의 질환이나 구조적 이상 등이 없는 상태에서 비정상적으로 발생하는 자궁 출혈 현상이다. 배란이 이루어지지 않은 무배란성 출혈이 대부분이며 사춘기 여성의 기능성 자궁출혈은 생식기능의 미성숙이 원인일 경우가 많다. 반대로 폐경기 여성은 난소 기능이 점점 떨어지며 생기게 된다. 한편 다낭성난소증후군에 의해 정상적이지 않은 자궁 출혈이 발생하기도 한다.

생리불순과 관계된 질환
(다낭성난소증후군, 갑상선기능장애)

생리불순은 여러 가지 원인에 의해 발생하기 때문에 각각의 증상을 주의 깊게 살펴보고 그에 대한 적절한 치료를 받아야 한다. 특히 다음과 같은 질병들에 의해 발생한 생리불순은 그대로 방치할 경우 난임이나 불임으로 이어질 수 있으므로 반드시 전문의의 치료를 받는 것이 바람직하다.

다낭성난소증후군

체내 호르몬 불균형으로 인해 난소에 작은 염주알처럼 수많은 낭종이 생기는 질환이다. 가임기 여성의 5~10%에서 발생할 정도로 흔하며 이 질환이 나타난 여성들은 대부분 과체중인 경우가 많다. 다낭성난소증후군은 생리가 불규칙하거나 여드름이 많아지고 무배란으로 인한 월경이상, 남성호르몬인 안드로겐 과다로 인해 털이 많아지는 다모증 등의 증상을 보인다.

질환을 일으키는 원인은 정확히 밝혀져 있지 않다. 그러나 치료하지 않고 방치할 경우 불규칙한 배란에 의해 임신이 어려워지는 난임이 되기 쉽다. 또한 에스트로겐의 지속적인 분비로 유방암, 자궁내막암 등이 발생할 우려가 있다. 다낭성난소증후군 환자는 일반인에 비해 유방암과 자궁내막암에 걸릴 확률이 약 3~4배 정도 높은 것으로 알려져 있다. 인슐린 저항으로 인한 당뇨병의 위험성이 있고 안드로겐의 혈중 농도가 높아져 고혈압과 고지혈증, 관상동맥질환의 위험성도 커진다.

다낭성난소증후군의 진단은 골반초음파검사와 혈액검사를 통한 호르몬 이상 여부 판별을 통해 이루어진다. 치료는 증상과 목적에 따라 달라지는데 비만인 환자의 경우는 식이요법과 적절한 운동 등을 통해 체중을 줄이는 것만으로도 정상적인 난소 기능을 되찾는 경우가 많다. 체중감소는 다낭성난소증후군으로 인한 당뇨나 심혈관계질환의 발생을 막아주기도 한다. 무배란 증상을 개선하고 불규칙한 생리를 정상화시키기 위해 호르몬 주사 치료법을 사용하기도 한다. 이는 임신 가능성을 높여주고 상대적으로 자궁내막암의 위험성을 감소시켜준다. 경구피임약을 복용하는 것으로도 자궁내막암을 예방할 수 있으며 혈중 호르몬이상과 여드름을 없애는 효과를 얻을 수 있다. 또한 난소를 절제하는 복강경 수술 등 수술적 치료도 행하지만 이 경우 난소 주변 부위와의 유착 등 합병증이 발생할 수 있다.

갑상선기능장애

우리 몸의 목 앞부분 중앙 부위에는 갑상선이라 불리는 나비 모양의 내분비기관이 있다. 뇌하수체에서 분비되는 갑상선자극호르몬의 신호에 의해 혈중 칼슘 수치를 낮추어주는 칼시토닌과 갑상선호르몬을 분비한다. 그중 특히 갑상선호르몬은 체온 조절 등 인체 내 에너지 대사를 일정하게 유지해주는 역할을 한다. 정상적인 신체 대사를 유지하기 위해서는 갑상선호르몬이 적정량 분비되어야 한다.

그러나 갑상선호르몬이 지나치게 많이 분비되면 몸의 에너지연소가 빨리 일어난다. 그에 따라 체온이 높아져 땀이 많이 나며 더위를 참지 못하게 된다. 높은 열을 내기 위해 급격하게 에너지를 소모하기 때문에 식욕은 왕성해지는 반면, 체중은 감소하게 된다. 또한 신체 대사가 활발해지면서 위장운동이 과하게 일어나 자주 화장실을 들락거리고, 맥박과 심장박동이 빨라지며 손떨림 증상이 나타나기도 한다. 신경과민과 함께 초조하고 불안해지며 극심한 피로에 시달린다. 눈이 돌출되는 증상이 나타나기도 하며 이러한 병증을 갑상선기능항진증이라고 한다. 갑상선기능항진증은 주로 뇌하수체의 종양에 의해 갑상선자극호르몬이 과하게 분비되거나 자가면역성 갑상선질환인 그레이브스병이 원인이 되어 생긴다.

그에 비해 갑상선호르몬이 적게 분비되어 신체 대사가 저하되는 질환이 바로 갑상선기능저하증이다. 갑상선기능저하증은 갑상선에 자가면역성 염증이 생기거나 갑상선호르몬 분비를 자극하고 조절하는 뇌하수체와의 신호 체계에 문제가 생겨 발생할 수 있다. 또는 수술에 의해 갑상선을 제거했을 경우나 갑상선기능항진증을 치료하기 위한 방사성동위원소 치료의 합병증으로 생기기도 한다. 갑상선호르몬이 적게 분비되어 우리 몸이 필요로 하는 만큼의 호르몬양이 채워지지 못하면 전반적인 신체대사가 저하된다. 그 결과 심장박동이 느려지고 체온이 떨어져 유난히 추위를 타게 되며 땀 분비가 원활하지 않아진다. 또한 소화기능이 현저히 떨어져 식욕이 없고 변비가 생기며 몸이 붓고 체중이 늘어난다. 기억력과 집중력 등 뇌의 기능도 떨어지고 말도 느려진다.

갑상선기능이 항진되거나 저하되면 생리불순이 생긴다. 갑상선기능항진증이 발생하면 생리량이 줄어들며 무월경에 이르게 된다. 갑상선기능저하증이 초기일 때는 에스트로겐의 수치가 높아지고 그로 인해 생리량이 많아지고 부정출혈이 생길 수 있다. 그러나 장기간 병증이 지속되면 뇌하수체에서 부족한 갑상선호르몬을 보충하기 위해 갑상선자극호르몬을 많이 분비하게 되는데 이로 인해 유즙분비호르몬이 증가되어 배란을 억제하게 되므로 생리가 멈추게 된다.

갑상선기능항진증을 치료 없이 방치하면 갑상선 중독증으로 인한 부정맥, 심부전이 악화되고 체열의 과도한 상승이 일어나 심하면 사망에도 이를 수 있다. 그러므로 갑상선 호르몬 생성을 억제하는 치료가 필요하다. 치료법으로는 항갑상선제 복용 등의 약물치료와 갑상선 절제 수술, 방사성요오드를 이용해 갑상선을 출혈이나 통증 없이 제거하는 방사성동위원소 치료 등이 있다. 방사성동위원소 치료는 고용량의 방사성요오드를 투여하여 갑상선에서 이를 흡수하면, 방사성요오드가 방출하는 방사능에 의해 갑상선 조직 자체가 파괴되면서 갑상선호르몬을 생산하지 못하게 하는 방식이다. 이는 우리 몸에서 갑상선호르몬을 만드는 데 쓰이는 요오드가 갑상선에 흡수되는 성질을 이용한 것이다. 같은 원리로 갑상선암 수술 후 잔류 암세포를 제거하기 위해 사용되기도 한다. 주로 항갑상선제에 부작용이 있거나 장기간 복용해도 완치되지 않는 등의 환자에게 적용되는 경우가 많다. 한편 흡연은 그레이브스병을 악화시키는 것으로 알려져 있는 만큼 금연이 중요하다.

갑상선 기능 저하증의 치료로는 갑상선호르몬 약제를 복용하여 정상 혈중 수치를 유지하는 방법이 사용된다. 또한 열량 섭취를 조절하여 체중을 유지하고 수분과 섬유소, 김, 다시마, 미역 등 요오드가 많이 함유된 식품을 충분히 섭취하여야 한다. 적당한 운동도 필수이다.

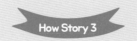
유학중 생활환경 변화로 찾아온 극심한 생리통, 유학 포기 위기에 직면하다

　정지우(가명 · 28세) 학생은 몇 년 전 미국으로 유학을 간 다음부터 몸에 큰 변화가 생겼다. 물과 음식이 바뀌고 식단도 서구식으로 달라지면서 체질이 이제까지와는 딴판으로 변한 것이다. 미국 아이들과의 영어 실력 차이를 극복하기 위한 숱한 밤샘의 나날과 짜기로 소문난 전공 교수의 학점을 따기 위한 공부 스트레스 등으로 체중이 급격히 빠지면서 없던 여드름까지 생겨나게 됐다.

　제일 고통스러운 것은 체질 변화와 함께 찾아온 생리통이다. 지우씨는 생리로 속을 썩어본 기억이 별로 없다. 중1 때 초경을 시작한 이후 잠시 불안정했던 생리주기는 중3이 되자 규칙적으로 자리 잡게 되었고 다른 친구들이 생리통과 생리불순에 시달릴 때도 그런 건 그저 남 이야기이겠거니 여기며 지낼 정도였다. 그런데 이제는 그 말로만 듣던 생리통이 어떤 강도로 아픈 건지, 얼마만큼 언짢은 느낌인지를 지긋지긋하게 실감하는 중이다. 생리가 시작되면 함께 찾아오는 극심한 두통으로 인해 아예 공부에서 손을 놓고 두통, 복통과 싸워야 했다. 통증이 심할 때는 진통제로도 해결이 안 되었다. 옆에서 도와주는 엄마도 없이 매달 생리통으로 고생하다보니 공부고 뭐고 당장 포기한 채 한국으로 돌아가고 싶다는 생각만 간절했다.

방학이 시작되자마자 귀국한 지우씨는 엄마를 따라 한의원부터 들렀다. 엄마는 지우씨를 외국으로 보낸 후 정기적으로 내원하여 갱년기 증상에 대한 치료를 받던 중이었다. 상담 중 유학을 포기해야 하는 건 아닌가 싶다는 말을 털어놓는데 지친 표정이 역력했다. 누군가는 월례행사처럼 가볍게 여기는 생리통이 어떤 사람에게는 인생의 계획을 수정해야 할 정도로 심각한 위협이 되기도 한다.

지우씨의 생리통과 두통은 급작스런 식생활 변화로 인한 비위 기능의 손상과 학업스트레스로 인한 간의 울결이 부른 결과였다. 소화기능이 제대로 이루어지지 않으니 살이 빠질 수밖에 없고 밤샘 등으로 몸의 기력이 전반적으로 허해지며 스트레스에 민감한 자궁 기능에도 이상이 온 것이다. 방학이라는 한정된 시간 동안의 치료인 만큼 급하게나마 한약 처방과 침 치료, 좌궁단 치료를 시작했다. 방학 내내 집중 치료를 받으니 다행히 개학이 다가올 때쯤에는 생리통과 두통이 절반쯤 경감되는 효과를 보았다. 탕약을 계속 복용해야 하는 상태였지만 출국 날짜가 다가왔기 때문에 휴대와 복용이 간편한 환약 형태로 처방하여 미국에 가서도 쉽게 약을 먹을 수 있게 해주었다.

한때 생리통 때문에 유학 포기까지 고려했던 지우씨는 첫 치료 이후

통증이 많이 호전되어 이제는 진통제를 먹지 않고도 견딜 수 있다고 한
다. 이후 방학 때만 되면 내원하여 집중 치료를 진행 중이며 현재는 박
사과정에 올라가 열심히 학업에 매진하고 있다.

생리통

큰 딸이 첫 생리를 시작했을 때 제일 걱정스러웠던 것이 생리통이다. 보통 딸아이의 생리는 엄마와 비슷한 패턴을 밟게 된다는 것을 잘 알고 있어서이다. 경험상 엄마가 초경이 빠르면 딸도 빠른 편이고, 생리통 역시 유전적 소인을 무시할 수 없다. 내 경우 생리통이 굉장히 심했었다. 특별히 자궁 계통에 이상이 있었던 것은 아니지만, 아마도 통증을 느끼는 민감도가 보통 여성들에 비해 강했던 것 같다.

가임여성의 약 50%가 생리통이 있다고 알려져 있다. 절반 이상의 여성이 일생 중 적어도 생리를 하는 기간 동안은 생리통으로 인한 고통과 일상의 불편을 겪고 있는 것이다. 그런 만큼 생리통을 생리 현상의 한 부분으로 받아들이고 매달 현명하게 이를 극복하는 방법에 익숙해질 필요가 있다. 하지만 어떤 경우의 생리통은 생리 그 자체로 인한 것이라기보다 자궁 질환의 한 징후일 수 있다. 비정상적으로 통증이 심하다든지 지나치게 오래 지속되는 등 특정한 양상의 생리통이 있다면 좀 더 주의를 기울여 살펴보아야 한다. 생리통은 어떤 통증이며 왜 발생하는 것일까.

생리통과 원인 알아보기

생리통은 매번 생리를 할 때마다 주기적으로 나타나는 통증이다. 주로 복부에 통증이 느껴지지만 넓적다리 윗부분까지 통증을 호소하는 경우도 있다. 구역질이나 구토, 설사와 두통이 동반되기도 한다. 생리로 인한 통증은 개인차가 크기 때문에 배에 묵직한 불쾌감 정도만 느끼는 여성이 있는 반면 통증에 의한 쇼크로 실신에까지 이르는 경우도 있다.

생리통은 주기적인 월경 과정으로 인한 통증인 일차성 생리통과 자궁 및 골반의 염증이나 질환, 자궁 기형 등에 의해 통증이 발생하는 이차성 생리통으로 나뉜다. 원발성생리통 혹은 기능성생리통으로도 불리는 일차성 생리통은 생리가 시작되기 수 시간 전이나 시작 직후부터 하복부에 통증이 느껴지며 약 2~3일간 지속된다. 주로 나타나는 연령대는 초경 후 생리가 안정적으로 자리 잡기 시작하는 사춘기와 20대이다. 임신과 출산의 과정을 거치며 저절로 없어지는 경우가 많지만 일부에서는 40대 이후까지 지속되기도 한다. 속발성 생리통, 기질성생리통과 같은 의미인 이차성 생리통은 일차성 생리통과는 다른 양상을 보인다. 일차성 생리통이 생리 직전과 초기에 통증이 일어나는 반면 이차성 생리통은 생리 시작 전부터 통증이 시작되어 생리가 끝난 2~3일 이후까지 이어진다.

생리통의 원인

일차성 생리통의 통증을 불러일으키는 직접적인 원인은 프로스타글란딘이라는 물질이다. 프로스타글란딘은 체내 조직과 체액 중에 분포하며 여러 가지 생리작용을 한다. 특히 배란 후 자궁 내막 내에서 증가된 프로스타글란딘은 자궁 내막 혈관과 자궁 근육의 수축을 불러일으킨다. 자궁 내막 혈관의 수축으로 자궁 내막에 혈액 공급이 중단되면 자궁 내막 조직이 괴사되면서 결과적으로 자궁벽에서 떨어지게 된다. 이런 과정이 일어난 후에는 다시 자궁 근육이 수축하게 되고 이를 통해 죽은 자궁 내막 조직이 배출되는 동안 과도한 출혈을 막게 된다. 그러한 일련의 작용에 의해 복부의 통증이 유발되는 것이 생리통이다. 출산 시의 통증이 격렬한 자궁 수축에 의한 것임을 감안한다면 자궁 수축 작용과 생리통과의 관계를 쉽게 이해할 수 있을 것이다. 생리통이 심한 여성은 그렇지 않은 여성에 비해 자궁 내막 속의 프로스타글란딘 농도가 더 높은 것으로 알려져 있다. 또한 프로스타글란딘에 대해 예민하게 반응하는 체질일 경우 상대적으로 과도한 자궁 수축 반응이 일어나 통증을 더 많이 느끼기도 한다.

이차성 생리통의 원인은 앞에 적은 것과 같은 자궁 내 질환이다. 그중 가장 흔한 질환은 자궁내막증과 자궁선근증을 들 수 있다. 또한 자궁 내에 장치한 피임기구도 이차성 생리통을 불러일으킬 수 있으며 자궁과 질의 기형과 자궁내막유착이 원인인 경우도 있다. 골반 등의 염증이 있을 때도 생리통이 발생한다.

생리통을 일으키는 질환
(자궁내막증, 자궁근종, 자궁선근증)

자궁내막증

자궁내막증은 자궁벽 안쪽을 덮고 있는 점막인 자궁내막 조직이 제 위치가 아닌 자궁 밖 다른 부위에 존재하는 질환이다. 주로 자궁 주변 기관에 많이 발생하며 배뇨관이나 대장 등에서 발견되기도 한다. 드물게 자궁내막 조직이 폐를 침범해서 자라나는 경우도 있다. 자궁내막 조직은 기능상 증식과 더불어 출혈 양상을 보이기 때문에 어느 부위에 발생하든 출혈을 일으키거나 종양 등 조직이 비대해지며 여러 가지 악영향을 끼친다. 난소와 자궁 주변에 발생한 자궁내막증은 생리통과 성교 시 통증, 부정 출혈 등의 증상을 보이며 증세가 악화되면 불임의 원인이 되기도 한다. 가임기 여성의 약 10~15%에서 발생한다고 알려져 있을 만큼 흔하지만 진단과 치료가 쉽지 않으며 자주 재발하는 성가신 질환이다.

자궁내막증이 발생하는 원인은 아직까지 명확하게 규명되지는 않았지만 요약해보자면 대략 세 가지 정도로 추정되고 있다. 우선 첫 번째로 자궁 내막 조직이 본래 있어야 할 장소인 자궁이 아닌 다른 조직에 옮겨져 착상한 후 증식하는 것이 원인이라는 설이 있다. 생리혈의 역류는 자궁 내막 조직을 다른 장소에 전파하는 가장 대표적인 현상이다. 생리는 자궁보다 밑에 위치한 질을 통해 외부로 배출되는 것이 정상이지만 때에 따라서는 생리혈이 위로 역류하여 자궁 내부와 이어지는 난관 또는 복강으로 흘러나오기도 한다. 이때 생리혈에 포함되어있던 자궁내막 조직이 복강 내 다른 기관에 부착되어 세포 증식이 일어나게 된다. 자궁내막 조직의 이동과 전파는 림프액이나 혈액을 통해 옮겨지기도 하며 수술 등 사람에 의한 것일 때도 있다.

두 번째, 유전과 면역학적 원인 등 개인적 내력과 감수성이 자궁내막증을 일으킨다고 보는 시각이다. 생리혈이 역류하는 현상은 대부분의 여성에게서 발생한다. 그러나 그 중 자궁내막증까지 이르는 경우는 따로 있다. 각종 연구에 따르면 면역 기능이 저하되어있거나 자궁내막증의 유전적 내력이 있는 여성이 그렇지 않은 여성에 비해 자궁내막증이 발생할 가능성이 더 높다. 역류한 생리혈은 건강한 여성의 경우 몸 자체의 면역 작용에 의해 제거된다. 그러나 면역력이 약해져 있는 상태에서는 이를 적절히 제거할 수 없기 때문에 자궁내막 조직 세포의 부착과 증식이 일어나게 된다. 어머니가 자궁내막증인 여성에게 자궁내막증이 생길 수 있는 위험성은 일반의 경우보다 약 7배 정도 높은 것으로 알려져 있다.

그 외에도 각종 연구 결과에 의하면 특별히 자궁내막증이 잘 생기는 유형이 있는 것으로 나타나고 있다. 키가 크고 마른 체형이거나 초경을 일찍 시작한 경우, 여성호르몬이 과다 분비되는 경우, 생리주기가 일반적 주기인 28일보다 짧거나 생리 날짜가 7일보다 긴 경우, 출산경험이 적은 여성의 경우 등이 자궁내막증 발생 위험이 상대적으로 더 높다.

세 번째로는 세포의 변환이나 분화에 의한 원인을 들 수 있다. 어떤 자극에 의해 복막의 세포 변환이 일어나 자궁내막증이 발생할 수 있으며, 자궁내막에서 떨어져 나온 물질이 아직 특정 기능을 띠지 않은 미분화 세포 조직을 자궁내막 조직으로 발전하도록 이끈다는 것이다.

자궁내막증의 치료는 수술요법과 약물요법이 쓰인다. 수술은 질환이 발생한 부위를 제거하는 것이 목적이지만 난소 손상을 최소화하는 등, 향후 임신을 염두에 둔 방법을 고려하는 게 일반적이다. 약물치료는 주로 에스트로겐 합성 억제에 초점이 맞춰져 있다. 에스트로겐은 자궁내막 세포의 증식을 촉진하는 기능이 있기 때문이다. 또한 자궁내막증의 통증을 제거하기 위한 보조적 항염증제와 과도한 면역 반응에 의한 염증을 억제하는 사이토카인억제제 등이 사용된다.

자궁근종

자궁근종은 자궁의 대부분을 이루고 있는 근육인 평활근에서 생기는 양성종양이다. 35세 이상 여성의 40~50%에서 발생할 정도로 여성에게 나타나는 가장 흔한 종양이다. 양성종양은 자라나는 속도가 완만하고 주변 조직으로 번져가지 않으며 그 자체가 생명의 위협을 주지는 않는다. 세포가 변이를 일으킨 것이긴 하지만 정상세포와 마찬가지 성질을 띠고 절제 후에도 재발하지 않는 편이다.

자궁근종이 생긴 여성의 약 절반 정도는 별다른 자각증상이 없으며 특별한 치료 없이 정기적인 검진을 통해 종양의 추이를 살펴보는 정도로 관리하면 된다. 그러나 일부에서는 생리통과 함께 생리량이 과다해지거나 비정기 출혈 등이 생길 수 있다. 또한 자궁근종의 발생 위치와 크기에 따라 주변 장기에 주는 영향이 있을 수 있기 때문에 성교 시 통증이나 빈뇨, 압박감의 증상이 나타난다.

자궁근종이 생기는 원인은 명확히 밝혀지지 않았으나 자궁 근육층에 자리한 세포에 비정상적인 변이가 생기면서 이상 증식이 일어나는 것으로 알려져 있다. 유전적 소인이 있어 가족력이 있는 여성과 흑인 등 유색인종의 여성에게 보다 더 많이 발생한다는 연구결과가 있다. 후천적으로는 임신 경험이 없거나 비만한 여성이 자궁근종이 발생할 위험성이 더 크다.

자궁근종의 성장은 호르몬과 관계가 있다. 에스트로겐과 성장호르몬은 자궁근종의 크기를 자라게 만들고 프로게스테론은 크기 성장을 억제한다. 그런 이유로 자궁근종은 에스트로겐 등의 분비가 왕성한 가임기에 주로 발생한다. 또한 큰 문제를 일으키지 않는 자궁근종은 에스트로겐 분비가 끊기는 폐경 이후가 되면 그 크기가 저절로 작아지거나 없어지게 된다.

자궁근종의 치료는 특별한 증상이 없는 한 경과 관찰 정도만 필요하며, 크기가 크거나 심각한 불편 증상이 동반될 때는 약물요법과 수술요법이 사용된다. 약물요법으로는 호르몬 주사인 GnRHa(생식샘자극호르몬 분비호르몬 작용제)가 사용되며, 과도한 출혈로 빈혈의 위험성이 있거나 자궁내막 증식이 지속적으로 일어나는 경우는 자궁절제술을 행하게 된다. 향후 임신을 고려하고 있다면 근종만을 제거하는 근종 적출술이 시행된다. 드물게 폐경 이후의 여성에게서 자궁근종이 빠르게 자라는 징후를 보일 때는 암으로 발전하는 것을 막기 위해 수술을 하는 편이 바람직하다.

자궁선근증

자궁선근증은 자궁내막 조직이 자궁 근육 층 안에 자리하고 있어 자궁의 크기를 크게 만드는 질환이다. 자궁 근육층 안의 자궁내막조직은 생리 주기에 따라 증식이 일어나는 성질이 있으므로 자궁 근육층을 두껍게 만들어 자궁을 임신 12주 정도의 크기로 확대시킨다.

자궁선근증이 생기는 원인은 자궁내막 조직이 자궁근층에 옮겨져 발생하거나 자궁 근 층 조직 자체가 변화하여 자궁내막조직의 성질을 띠게 되는 것으로 추정되고 있다. 수술기구의 사용이나 상처 등을 통해 자궁내막 조직이 자궁 근육 속으로 묻어 들어갈 가능성이 있기 때문에 미출산 여성보다는 주로 출산 경험이 많은 40대 이후의 여성, 유산이나 제왕절개수술을 받은 여성에게서 많이 발생되는 경향이 있다.

자궁선근증이 발생하면 증상이 없는 일부 여성을 제외하고는 대부분 생리통과 골반통, 성교 시 통증이 심해지고 생리량이 과다해진다. 자궁선근증이 있는 여성의 약 60% 정도에서 내진 시 임신이 아님에도 자궁의 크기가 확대되어있음을 확인할 수 있다. 이로 인한 주변 장기와 혈관의 압박으로 변비나 잦은 소변, 다리의 부종 등 다양한 증상이 유발되기도 한다.

자궁선근증의 치료는 자궁 전체를 적출해내는 수술이 가장 보편적이다. 자궁근종의 경우 종양과 주변 조직과의 경계가 분명해서 근종만 제거할 수 있지만, 자궁선근증이 발생한 부위는 정상 조직과 병변이 일어난 조직의 경계가 불분명하여 부분적인 수술이 어렵기 때문이다. 특히 수술이 필요한 경우는 자궁이 임신 12주 이상의 크기를 넘어설 정도로 지나치게 커졌거나, 비정상 출혈과 생리량 과다로 인해 극심한 빈혈이 생길 때, 진통제가 들지 않을 정도의 심각한 생리통이나 골반 통증 등이 있을 때 등이다.

그 외에 임신을 위해 자궁의 보존이 필요한 가임기 여성이라면 생리통과 생리량 과다 증상을 줄이기 위해 먹는 피임약을 쓰거나 자궁

내에서 프로게스테론을 방출하는 피임 장치 등을 사용할 수 있다. 과다 출혈을 막기 위한 목적으로 자궁내막을 소작하는 치료법도 있으며 혈중 에스트로겐 농도를 낮춤으로써 확장된 자궁의 크기를 줄이기 위한 GnRHa를 투여하기도 한다.

그러나 불편한 증상이 미약하거나 거의 없고 특별한 합병증을 일으키지 않는 자궁선근증은 폐경과 함께 생리 주기에 따른 호르몬 변화가 사라지면 자연스럽게 소멸되기 때문에 특별한 치료가 필요 없는 경우도 적지 않다.

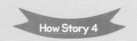

"오늘 그날인가? 왜 이렇게 예민하지?" 회사 직원들의 뒷담화를 엿듣게 된 커리어 우먼의 유별난 생리전증후군

윤지원(가명 · 38세) 환자는 자의식이 강한 독신의 커리어 우먼이다. 세련된 매너와 패션 감각, 자신감 있는 어조와 합리적인 언사가 한눈에도 사회적으로 성공을 이룬 능력 있는 여성의 전형으로 보였다. 그런데 의외의 일이 일어났다. 진료실에 앉아 상담을 시작한지 얼마 안 되었을 때 그 당차보이는 표정이 갑자기 허물어지며 눈물을 보였기 때문이다. 상당히 자존심이 강해 뵈는 그녀를 울게 한 것은 대체 무엇일까.

지원씨는 어릴 때부터 생리통이 있었고, 생리전증후군이 남다르게 심했다고 한다. 생리가 시작되기 1~2주일 전부터 지끈거리는 두통과 상체로 열이 확 오르는 듯 한 상열감에 시달렸다. 가슴이 두근거리는 증상과 함께 소화불량이 지속되었고 툭하면 화가 치밀면서 만사에 짜증이 앞섰다. 처음엔 생리통을 줄이기 위해 진통제를 먹곤 했다. 진통제를 먹고 나면 일단 통증이 가라앉으면서 울적하던 기분도 좀 나아지는 느낌이 들었다. 그러나 그런 일이 거듭되며 점차 한 알 가지고는 통증이 가라앉지 않았다. 두 알, 세 알씩 복용량이 늘어났고 나중엔 꽤 여러 알을 먹어도 효과가 없었다.

팀장으로 승진한 후에는 높은 강도의 업무 스트레스 때문인지 더 심각한 생리 전 증상들이 나타났다. 본인은 참는다고 참는데도 생리 전만되면 신경이 더욱 날카로워졌다. 평소 같으면 그냥 넘어갈 일도 부르르 떨며 흥분해서 대처하니 동료나 직원들과도 언쟁이 잦아졌다. 그러던 어느 날 탕비실에 들렀던 그녀는 본의 아니게 자신에 대한 직원들의 뒤담화를 엿듣게 된다.

"팀장님 또 그날이야? 여자들은 이래서 안 된다니까."

사내에서 유능과 카리스마의 상징과도 같던 자신이 감정에 이끌려 히스테리나 부리는 존재로 비쳐지고 있다는 사실에 그녀는 내심 충격을 받았다. 그리고 초조해졌다. 감정 조절을 해보려고 애써 봐도 마음대로 되지 않자 본인 스스로도 혹시 내 성격에 문제가 있는 게 아닌가 하는 걱정이 들기도 했다. 하늘을 찌르던 그녀의 자존감은 그로 인해 점점 낮아지기 시작했다.

병원에서는 호르몬제제와 함께 우울증 약을 처방받았다. 그러나 해외 출장이 잦아 약을 제때 챙겨먹기도 힘들었고, 무엇보다 잘 나가던 자신이 우울증 약까지 복용해야 한다는 사실이 영 내키지 않았다. 결국 증상은 크게 개선되지 않은 채 체중만 점점 느는 부작용에 시달렸다. 그러던 중 한방 치료로 자궁건강을 바로잡으면 효과가 있더라는 주변의 권유로 내 진료실에 인연이 닿은 것이다.

지원씨에게는 우선 생리전증후군은 정신적 문제라기보다 생리에 대한 몸의 반응에서 오는 하나의 질환이며 반드시 치료를 해주어야 한다는 사실을 인식하도록 설명했다. 그런 후 정신적 스트레스와 밀접하게 관련된 간의 열을 내려주고 자궁에 뭉쳐 있는 어혈을 풀어주는 처방을 했다. 그렇게 6개월 동안 지속적인 치료를 해주자 생리 전에 나타나던 불편 증상들이 대부분 호전되었다. 이후로는 수년째 증상의 추이를 추적 관찰 중이다. 생리 전 증후군은 심한 스트레스를 받거나 과도한 일로 수면 시간이 부족하고 체력이 떨어질 경우 다시금 나타날 수 있기 때문이다.

생리전증후군(PMS)

흔히 남자들은 여자를 종잡을 수 없고 시시때때로 기분이 변하는 변덕스러운 존재라고 말한다. 그런 이미지를 갖게 만든 주된 요인 중 하나가 바로 생리전증후군이 아닐까 싶다.

생리가 시작되기 전에는 누구든 크고 작은 정신적 신체적 트러블이 있기 마련이다. 평소 무신경하게 넘겼던 일도 그때가 되면 이상하게 자꾸 신경에 거슬리며 스트레스가 치밀어 오른다든지, 기껏 다이어트로 몸매를 다잡아놓았는데 지방 가득한 고기나 초콜릿이 당긴다든지 하는 증상들을 경험한다. 또한 얼굴에 염증성 뽀루지가 여기저기 생기거나 아무리 책에 집중해도 몇 시간째 같은 페이지에 머무르고 있을 정도로 집중력과 주의력이 분산되기도 한다.

그러나 이런 생리 전의 여러 증상들이 일상생활에 방해가 될 정도로 심각하다면 그냥 넘겨서는 안 될 수도 있다. 생리전증후군은 엄연한 질환으로 분류되기 때문이다.

생리전증후군(PMS) 알아보기

생리 전에 나타나는 일련의 정신적, 신체적 증상들을 생리전증후군 또는 PMS(Premenstrual Syndrome)라 부른다. 생리전증후군의 명확한 정의는 생리주기가 규칙적으로 이루어지고 있는 여성에게서 매 주기마다 생리기간이 시작하기 약 7~10일 전부터 여러 가지 정신적, 신체적, 행동적 증상들이 일상생활에 명백한 지장을 줄 수 있을 정도로 나타나다가 생리 시작과 함께 소멸되는 증세이다.

특히 치료를 받아야 할 정도로 심각한 생리전증후군을 월경전불쾌장애 혹은 PMDD(Premenstrual Dysphoric Disorder)라고 분류하고 있다. PMDD를 앓는 여성은 가임기 여성 전체의 약 3~8% 정도라고 알려져 있다. 생리전증후군은 다양한 증상이 보고되고 있지만 대략 불안감과 초조, 무기력증과 우울감 같은 정신적 증상과 함께 집중력 부족, 두통, 소화불량, 변비, 설사, 부종, 유방통, 갈증, 여드름이나 피부 트러블 등의 신체적 증상, 피로감, 불면증, 어지럼증, 성욕의 변화, 과식이나 식탐 같은 행동적 증상이 나타난다.

생리전증후군 자가진단하기

　생리전증후군은 다른 질환들과는 달리 개개인마다 나타나는 증상이 천차만별이기 때문에 객관적인 의료 수치나 생물학적 지표로 진단하기 힘든 특성이 있다. 생리전증후군 중 치료가 필요한 PMDD 진단의 표준 지표로 가장 널리 사용되고 있는 미국정신과학회(APA)의 진단 항목들은 다음과 같다. 본인에게 해당하는 증상을 체크해보면 어느 정도 객관성을 확보한 자가진단이 가능하다.

〈PMDD 진단 기준〉

1. 지난 해 대부분의 생리주기에서 다음 증상들 중 5개 이상이 생리 시작 전 마지막 주에 발생하여 생리 시작 후 며칠 내에 개선되기 시작했고, 생리가 끝난 주에 축소되거나 소멸되었으며 증상들 중 적어도 하나가 ①, ②, ③에 속하거나 혹은 ④에 해당하는, 두 경우 중 하나일 때.

　① 현저한 정서 불안정 (예를 들어 갑자기 슬퍼지거나 눈물이 나고 거부 반응에 민감해지는 등의 심한 감정기복)

　② 현저한 과민성이나 분노 또는 대인 갈등의 증가

　③ 현저하게 우울한 기분이 들고, 절망감과 자기비하적인 생각이 듦.

　④ 현저한 불안감과 신경이 날카로워지고 극도의 긴장과 초조한 기분.

⑤ 일, 학교, 친구, 취미 등 일상의 활동에 대해 흥미가 저하됨.

⑥ 집중력 장애

⑦ 무기력하고 쉽게 피로해지며 현저한 기력 저하가 나타난다.

⑧ 현저한 식욕의 변화와 과식, 또는 특정 음식에 대한 갈망이 생긴다.

⑨ 수면과다 혹은 불면증

⑩ 스스로 주체할 수 없거나 통제가 안 되는 것 같은 느낌이 든다.

⑪ 유방의 압통이나 부종, 관절이나 근육통, 푸석하게 붓거나 체증 증가
  같은 신체적 증상이 생긴다.

2. 증상들은 임상적으로 유의미한 정신적 고통 혹은 일, 학교, 일상적인 사
  회활동 혹은 다른 사람들과의 관계에 대한 간섭과 관련이 있다. (예를
  들어 사회활동을 회피한다든지, 일이나 학교 가정에 있어서의 생산성과
  효율성 감소 같은 것.)

3. 이러한 장애는 주요우울장애라든지 공황장애, 기분부전장애, 인격장애
  와 같은 다른 질환들이 악화되어 생기는 것이 아니라 생리로 인한 것일
  때 해당된다. (그러나 이런 질환들 중 어느 것과도 겹쳐질 수는 있음.)

4. 1, 2와 3항목들은 증상이 나타나는 최소 두 번의 연속되는 주기 동안
  예상되는 매일 평가서에 의해 확정되어야 한다. (진단은 이렇게 확정되
  기에 앞서 임시로 내려 질 수 있다.)

5. 이러한 증상들은 약물남용, 투약이나 기타 치료 등 어떤 물질이나 갑상선기능항진증 같은 일반적인 의학적 상태의 직접적인 생리학적 영향 때문이 아니다.

6. 경구피임약 사용자들의 경우, 생리전증후군이 존재하며 피임약을 복용하지 않았을 때 심하다고 보고되지 않는 한 월경전불쾌장애 진단이 내려져서는 안 된다.

(출처: DSM-Ⅴ, APA 발행)

생리전증후군의 원인과 치료

생리전증후군은 발생 원인이 명확하게 밝혀지진 않았지만 일반적으로 배란 후 분비되는 프로게스테론과 연관이 있다고 알려져 있다. 무배란성 월경이라든지 호르몬을 분비하는 난소 제거 수술을 받을 경우 생리전증후군이 나타나지 않으며, 반대로 폐경기 여성이 프로게스테론 치료를 받으면서 생리전증후군을 겪는 사례가 있다는 보고 등에서 역으로 프로게스테론과 생리전증후군의 상관성이 증명되기도 한다. 또한 생리주기에 따라 호르몬 분비의 변동이 일어나면서 여러 가지 뇌신경전달물질과의 상관관계가 생기며 이로 인한 도

파민의 감소와 프로락틴의 증가, 세로토닌 부족 등이 원인이 되기도 한다.

체질적으로 호르몬 분비에 대한 민감성을 지닌 여성이 더욱 심한 증세를 나타내는 등 유전적 요인도 관여한다. 후천적으로는 평소 생활습관이나 식습관, 스트레스와 우울증 등 정신적 요인, 염분과 비타민, 미네랄과 카페인, 음주 등이 생리전증후군에 영향을 준다는 연구결과들이 나와 있다.

생리전증후군의 치료는 주로 여러 가지 불편 증상을 호전시키거나 없애줌으로써 생리전증후군으로 인한 일상생활과 사회생활의 장애를 개선하는 데 목적이 있다. 생리전증후군은 증상이 다양하기 때문에 정확한 몸 상태의 파악을 통한 적절한 대응을 위해 생리전증후군이 지속되는 기간 동안 매일 증상일지를 기록하는 게 바람직하다. 치료는 크게 생활습관 변화에 중점을 둔 치료와 약물요법으로 나뉜다. 생활습관을 변화시키기 위해서는 규칙적인 수면과 식사를 통해 심신의 안정을 꾀하고 과도한 스트레스 상태를 피하는 것이 좋다. 적절한 운동으로 혈액 순환을 돕고 카페인, 음주, 염분이 많은 음식 등 생리전증후군을 악화시키는 요인들을 멀리해야 한다.

생리전증후군을 완화시킨다고 알려진 식품이나 영양소 섭취도 도움이 된다. 비타민E는 유방의 통증에, 칼슘의 섭취는 몸이 붓는 증상과 정서 불안정을 완화시켜주는 데 도움이 된다고 보고되어있다. 또한 마그네슘은 복부 팽만감을 줄이는데 약간의 효능이 있는 것으로 알려져 있다.

　생활습관의 개선을 통해 큰 치료효과가 없는 생리전증후군에는 약물치료법을 사용할 수 있다. 약물요법은 각 환자 개개인마다 가장 두드러진 생리전증후군 증상에 대해 적당한 치료제를 투여하는 방식으로 진행된다. 항우울제, 이뇨제, 프로스타글란딘억제제와 에스트로겐 같은 호르몬약제가 사용된다. 이중 에스트로겐은 생리가 거의 임박했을 때 투여하면 편두통 증세가 완화된다는 결과가 있으나 지속적으로 투여할 경우 자궁내막증이나 자궁내막암 발생 위험이 커지기 때문에 사용에 주의를 기울여야 한다. 또한 특정 성분이 함유된 경구피임약이 여드름과 식탐 증상을 감소시키는데 도움이 된다고 조사되어있다.

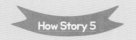
한 달 내내 생리 불편 증상으로 짜증과 히스테리만 늘어가던 희정씨, 한방치료로 자궁건강을 되찾다

미혼인 박희정(가명·35세)씨의 한 달은 생리가 좌우한다 해도 과언이 아니다. 생리가 시작되기 전부터 끝난 이후까지 생리로 인한 온갖 불편 증상과 그에 따른 후유증에 시달리고 있기 때문이다. 일단 생리가 시작되기 2주일 전만 되면 얼굴 여기저기에 염증성 여드름이 올라온다. 혹시 화장 때문인가 싶어 클렌징 단계를 좀 더 꼼꼼히 챙겨보았지만 소용이 없었다. 이상스럽게도 그때 생긴 여드름은 생리가 끝나갈 때쯤이면 자취를 감추었다가 다음 달이면 또 다시 나타나곤 했다. 얼굴에 뭔가 나 있으면 자기도 모르게 손이 가기 마련이다. 날이 갈수록 희정씨 얼굴 곳곳엔 색소가 침착된 여드름 자국이 늘어갔다. 희정씨는 여드름 흔적 때문에 피부색이 칙칙해지기라도 할까봐 여간 걱정 되는 게 아니다.

생리 전에는 변비가 심해졌다가 생리가 시작되면 설사를 번갈아하는 증상이 반복되는 것도 큰 문제였다. 생리통은 또 어찌나 심한지. 생리

첫날과 둘째 날은 정신이 아찔할 정도로 통증이 극심해서 꼼짝없이 자리에 누워 지내야만 했다. 설상가상, 힘겨운 생리기간이 끝나고 나면 이번엔 어김없이 질염이 찾아왔다. 그리고 질염이 나아갈 때쯤이면 배란과 함께 또 다시 생리 전의 불편 증상들이 반복되는 것이다.

한 달 내내 몸 상태가 좋지 않으니 짜증과 히스테리만 늘어갔다. 직접 경험해보지 못한 주변 사람들은 희정씨가 겪고 있는 생리 불편 증상을 죽었다 깨어나도 이해할 수 없으니 그저 희정씨 성격이 예민한 탓이라고만 여겼다. 희정씨는 주변의 몰이해와 날이 가도 개선될 기미가 보이지 않는 생리 불편 증상 때문에 점점 웃음을 잃어갔다.

누구든 한 두 가지쯤은 생리로 인한 불편 증상을 겪겠지만 희정씨처럼 일상생활이 크게 지장 받고 삶의 질과 만족도가 현저히 떨어진다면 반드시 치료를 받는 것이 좋다. 희정씨의 경우는 습열과 어혈로 인해 난소와 자궁의 기능이 원활하게 이루어지지 못함으로써 몸 전체의 균형이 깨져 호르몬의 급격한 변화에 몸이 제대로 적응하지 못하는 것에 원인이 있는 것으로 판단되었다. 이런 경우 몸에 나타나는 여드름, 변비, 설사, 질염 등 개별 증상에 대한 치료보다는 먼저 생체 기능의 불균형을 바로잡아주어 호르몬의 조화로운 분비를 꾀하는 것이 바람직하다. 그런 과정을 통해 난소와 자궁의 기능을 순조롭게 만들어주고 그에 의한 자생적 치료 능력을 키워주는 것이 생리의 제반 불편 증상을 근절할 수 있는 보다 근본적인 치료법이라고 할 수 있다.

희정씨의 예민해진 성격 역시 자궁건강의 회복과 함께 보다 원만해질 가능성이 크다. 본래 히스테리(Hysteria)란 병증의 어원은 고대 그리스어로 자궁을 의미하는 히스테라(Hystera)에서 유래되었다. 자궁의 건강에 이상이 생기면 여성이 신경증적인 예민함을 드러낸다고 이해한 것이다. 동양의학에서도 여성의 신경증에 대해 그와 마찬가지의 개념을 지니고 있다. 이미 오래전부터 자궁의 이상을 치료해주고 자궁 기능을 원활하게 만들어주면 병적인 신경증이 다스려진다는 사실을 임상경험을 통해 알고 있었던 것이다.

그간 병원 출입이 잦았지만 딱히 호전되지 않는 증상 때문에 실망감이 커서였을까. 처음 우리 한의원에 내원했을 때에도 희정씨는 치료 자체에 대해 큰 기대를 하지 않는 눈치였다. 그러나 몸의 피를 깨끗하게 해주고 염증을 삭혀주는 한약 처방과 침치료, 자궁심부온열치료 등을 지속적으로 행한 결과 증상이 눈에 띄게 호전되었고 희정씨의 표정에도 변화가 일기 시작했다. 이전보다 밝고 환해진 것이다. 본인은 무엇보다 반복되는 질염으로 병원 치료를 받지 않아도 되고 얼굴에 난 여드름도 많이 줄어 피부가 맑아지니 날아갈 것 같은 기분이라고 한다.

생리불순, 한방에서는
월경부조(月經不調)라 부른다
(월경선기, 월경후기, 월경과다, 월경과소, 붕루)

한의학에서는 생리를 어떻게 보아왔을까. 오늘날에는 자궁이란 말이 널리 사용되고 있지만 한의학에서는 자궁보다 포(胞)라는 이름이 더 익숙하다. 자궁을 일컫는 명칭은 그 외에도 여러 개가 있지만 그중 '혈실(血室)'이라는 이름이 있다. 경맥들의 혈이 흘러드는 곳이란 뜻이다.

여기서 경맥이란 호흡, 소화, 생식 등 사람의 생명활동을 가능하게 하는 에너지인 기혈(氣血)이 도는 통로를 말한다. 기혈은 '기(氣)'와 '혈(血)'을 함께 부르는 말이다. 우리는 흔히 몸에 힘이 없거나 기력이 떨어질 때, "기가 약해졌다.", "기가 허하다."라는 표현을 쓴다. 기혈이라고 하면 그 뜻이 명쾌하게 와 닿지 않을 수 있지만, 그런 표현을 사용할 때 우리는 기혈 중 적어도 '기'가 무엇인지에 대해서는 이미 잘 알고 있는 것이다. '혈'은 영양성분과 진액으로 이루어진 것이며 우리가 아는 혈액의 의미이다. 한의학은 기본적으로 음양오행의 시각으로 세상 만물과 사람을 본다. 사람의 몸에서 기는 양(陽)이고 혈은 음(陰)이다. 사람의 몸은 양기와 음혈이 균형을 이루어야 건강하며 그중 어느 하나가 허하거나 반대로 너무 실하면 몸에 병이 생긴다. 여성의 자궁은 특히 음혈과 관계가 깊어 음혈이 충분하면 자궁 기능이 원활하여 생리와 임신이 순조롭게 이루어진다.

기는 경맥의 바깥에서 돌고 혈은 경맥의 안쪽을 흐른다. 참고로 경맥에서 갈라져 나온 지엽의 가지를 낙맥이라고 하는데 우리가 평소 많이 들어본 '경락'이란 바로 이 경맥과 낙맥을 합해 부르는 표현이다. 우리 몸의 경맥은 각 내장 기관과 연결되어 있으며 이중 자궁과 관계 깊은 경맥은 혈액 순환을 담당하는 '충맥'과 임신을 주관하는 '임맥'이다. 생리와 임신은 이 두 경맥의 작용에 의해 이루어진다.

남성은 혈과 관계있는 충맥이 정체되는 곳 없이 돌지만 여성의 경우 혈실인 자궁에 이르러 혈이 쌓인다고 보았다. 그렇게 점차 쌓인 혈이 넘쳐 밖으로 배출되는 것이 바로 생리인 것이다.

월경부조의 원인과 치료

한의학에서는 생리불순을 월경부조로 표현해왔다. 월경부조를 진단할 때는 생리주기와 생리량, 생리혈의 색과 생리통을 일컫는 '기량색통'을 살피고 있다. 이는 위에서 기술한 서양 의학의 생리불순의 정의와 대체적으로 일맥상통한다. 불순과 부조라는 표현도 각각 "순조롭지 못하다.", "고르지 않다."라는 뜻이니 생리불순이든 월경부조든 둘 다 마찬가지 의미일 것이다.

그러나 한방 진료 시에는 양방에 비해 생리 혈의 색을 보다 면밀히 관찰하고 그것을 병인병기의 파악에 종합적으로 고려한다는 약간의 차이가 있다. 그러한 세부적인 상태에도 기혈의 순환 장애나 한열의 불균형 같은 몸의 이상 징후가 깃들어있기 때문이다. 어떤 질환에 대해 진단하고 처방하는 한의학의 방식은 증상 그 자체뿐 아니라 온몸의 종합적 상태를 고려한다. 월경부조를 진단할 때도 생리의 이상이나 그로 인한 관련 증상에만 초점을 두기보다 몸 전체의 기능이 어떻게 이루어지고 있는지 총체적으로 살펴 생리불순이 일어나게 된 보다 근원적인 원인을 밝혀내게 된다.

월경부조, 즉 생리불순의 원인은 일반적으로 호르몬 분비의 불균형이 원인인 경우가 많다. 이를 한방에서는 생리와 임신을 주관하는 충임맥의 균형이 깨져있는 것으로 본다. 정신적인 스트레스라든지 심리적 불안정, 과로와 무절제한 성생활 등은 비장과 신장 등 내장기관을 허약하게 만들고 충임맥의 정상적인 흐름을 해치며 몸의 에너지인 기혈을 상하게 만든다. 이런 상태가 되면 생리가 고르지 못하고 이상 증상이 발생한다. 또한 어혈과 습담, 한열 불균형으로도 월경부조가 발생한다. 우리가 흔히 들어본 어혈은 본래 경맥 속에서 흘러야 할 혈액이 밖으로 빠져나와 다른 인체 내 조직에 머물고 있는 상태이다. 습담 역시 정상적으로 순환해야 할 몸 안의 진액이 내장 기관의 기능 장애 등 여러 가지 원인에 의해 체내에 정체되면서 생기는 병증이다.

월경부조의 유형별 병인병기

한의학에서는 생리불순의 유형을 생리주기의 이상에 따라 월경선기(月經先期), 월경후기(月經後期) 등으로 나누며, 생리량을 기준으로 월경과다(月經過多), 월경과소(月經過少) 등으로 나눈다. 또한 비정상적인 자궁출혈을 일컫는 붕루(崩漏)도 월경부조의 범주에 넣을 수 있다. 이러한 분류들은 앞에서 기술한 서양의학에서의 생리불순의 유형과 용어의 차이가 있을 뿐 대략 비슷한 증상을 일컫는다.

월경선기

월경선기란 생리 기간이 21일보다 짧아지는 경우로 빈발생리와 같은 의미이다. 생리주기가 앞당겨지는 이유는 대략 세 가지로 나눌 수 있다. 우선 비장이 손상되거나 신장의 기능이 약화되어 기가 허해지는 기허가 원인인 경우가 있다. 비장은 본래 피의 흐름을 제어하고 출혈을 방지하는 기능을 수행한다. 그러나 과로나 정신적 피로, 불규칙한 식생활 등으로 인해 손상을 입으면 그러한 기능이 제대로 이루어지지 못한다. 또한 신장은 자궁에 원기와 자양분을 공급함으로써 생식 기능이 원활하도록 도와준다. 신장의 기운이 손상되거나 튼튼하지 못하면 기력이 허해지면서 생리 주기가 짧아지는 증상이 생긴다.

두 번째, 스트레스 등으로 인한 간울(肝鬱)도 월경선기를 발생시킨다. 간은 스트레스와 노기에 민감한 장기이다. 지속적인 스트레스나 화는 간의 기운을 뭉치게 하고 정체시켜 혈액과 진액의 소통 및 운행과 기의 순환을 담당하는 간의 기능을 마비시킨다. 이로 인해 충임맥이 항상성을 잃으면서 생리가 잦아지는 것이다.

세 번째는 혈열(血熱)을 들 수 있다. 본래부터 열이 많은 체질이라든지 오랫동안 맵고 짠 음식 등 자극적인 식생활이 습관화되면 과도한 열의 나쁜 기운인 사열이 혈맥에 스미며 출혈을 유도하기 때문에 생리가 앞당겨진다. 또한 음기가 부족한 체질이거나 음혈이 손상된 경우도 음액의 부족으로 인한 허열이 떠서 월경선기를 발생시킨다. 선천적으로 열이 많은 체질은 체온 자체가 높은 편이고 갈증을 쉽게 느끼며 미지근한 물보다는 얼음물처럼 차가운 물을 선호하게 된다. 맥이 활발하게 뛰고 신진대사가 빠르며 생리량도 많은 편이다. 그러나 허열이 뜨는 사람은 얼굴로 열이 확 달아오르는 안면홍조가 생기고 피부가 건조해지며 손발이 유난히 뜨거운 증상을 느끼게 된다. 이 경우 맥이 가늘고 빈번하며 생리량은 적다.

월경후기

생리주기가 정상적인 주기보다 7일 이상 늦어지는 것을 말한다. 희발월경과 같은 의미이다. 월경후기가 발생하는 원인은 대략 세 가지로 나뉜다. 첫째 혈허(血虛)와 음기부족인 경우이다. 만성질환이나 피로, 과한 정신적 노동은 음혈의 부족을 불러일으키는데 이것이 생리를 늦추는 원인이 되는 것이다.

두 번째는 평소 지나치게 찬 물이나 음식을 섭취하여 냉기에 상해를 입거나 외부의 차가운 기운이 몸에 스며 병을 일으킴으로써 자궁도 냉해진 경우를 들 수 있다.

세 번째는 우리 몸에 들어온 음식물을 몸에 필요한 영양분으로 소화하여 몸의 각 조직으로 보내는 비장의 운화기능 장애로 인한 경우이다. 비장은 소화 흡수 작용을 통해 기와 혈액을 만들어 온 몸에 공급하는 중요한 역할을 한다. 선천적으로 비장이 허약하거나 지나치게 기름지고 자극성 있는 음식을 즐기면 비장이 약해지면서 그러한 기능이 제대로 이루어지지 않는다. 그로 인해 진액 등이 뭉쳐 정체된 습담이 생기고, 습담에 막혀 기혈의 순환이 저해되면 자궁도 제 기능을 못해내게 된다.

월경과다

월경과다는 생리 주기는 이상이 없지만 생리량이 정상적인 경우보다 과하게 많은 증상이다. 생리량이 많아지는 것은 기허와 혈열에 원인이 있다. 선천적으로 기허한 체질이라든지 잘못된 섭생이나 생활 습관, 과한 정신노동 등에 의해 기가 허해지면 정기와 진액을 통제하는 기능이 약해진다. 이로 인해 생리 시 경맥의 혈이 생리혈과 함께 밖으로 흘러내려 필요 이상으로 과한 출혈이 나타나게 된다. 또한 열이 많은 체질이거나 열이 과하게 발생하는 환경에 오래도록 노출됨으로써 열독이 충임 경혈을 침범한 경우, 진액 부족으로 허열이 많은 경우에도 생리량이 과해진다.

월경과소

생리주기는 이상이 없지만 생리량이 정상보다 적게 나오는 증상을 말한다. 월경과소가 발생하는 이유는 기본적으로 월경후기의 원인과 맥을 같이 한다. 혈허와 기체, 어혈, 습담 등으로 인해 충임맥의 혈액 순환이 정체되어 발생할 수 있으며, 신장의 기능이 약해 충분한 혈류 공급이 제대로 못 이루어지는 경우에도 생리량이 적어진다.

붕루(崩漏)

붕루는 생리주기와 관계없이 일어나는 비정상적인 자궁 출혈을 말한다. 그런 이유로 동양의학에서는 붕루가 생리불순, 즉 월경부조와 별개의 사안으로 다루어지는 경우도 있지만 월경부조가 극심해지면 붕루가 발생할 수 있기 때문에 무관하다고 할 수는 없다. '붕루(崩漏)'란 생리가 아닌데 자궁에서 갑자기 많은 양의 출혈이 발생하는 혈붕과 혈액이 그치지 않고 지속적으로 흘러나오는 혈루를 합해서 부르는 병명이다. 양방에서 말하는 기능성 자궁출혈과 기질성 자궁 출혈을 모두 아우른다.

붕루가 일어나게 되는 경로는 상당히 다양한 편이다. 그러나 그 원인을 대략 세 가지로 요약하면 첫째로 신(腎)과 비(脾)의 기운이 허약해서 제 기능을 못하는 경우가 있다. 본래 한의학에서 신장은 정력과 생식기능을 담당하는 장기로 본다. 여성 생식기능의 일환인 생리를 주도하는 신의 기운이 약해지면 생리가 제 궤도를 벗어나 아무 때나 출혈이 있게 된다. 특히 아직 신의 기운이 부족한 사춘기 여아나 신기가 쇠퇴하는 폐경기 여성의 경우는 신장의 기운 부족에 의해 붕루가 오는 경우가 많다.

한편 비장은 섭취한 음식물을 소화시켜 생명활동의 에너지인 기와 혈을 만들어내며 기혈의 운행을 관리하고 통제하는 장기이다. 선천적으로 비위가 허약하거나 기름진 음식과 과식, 과한 근심과 걱정, 과로 등으로 비장이 상하면 혈의 흐름에 대한 통제기능이 약해진다. 이로 인해 피가 제 경로가 아닌 곳으로 흐르며 비정상적인 자궁 출혈이 발생하게 되는 것이다.

두 번째는 혈열로 인한 충임맥의 혼돈을 들 수 있다. 열이 많은 체질이거나 맵고 자극성 있는 음식을 즐기는 식습관, 지나치게 열과 습기가 많은 환경에 노출되면 과한 열이 충임맥에 들어가 쌓이고 그 열이 생리혈의 배출을 촉진하여 붕루를 유발한다. 또한 본래 음허 체질이거나 오랜 병 등으로 기력과 진액이 고갈되어 발생한 음허는 내열과 허화를 부른다. 이로 인해 충임맥이 안정감을 잃고 동요하게 되면 제때가 아님에도 생리혈이 누출된다.

세 번째는 어혈이다. 타박상을 입거나 생리혈, 산후 출혈이 완전히 배출되지 못하고 몸 안에 남아 뭉치면 어혈이 생긴다. 어혈이 충임맥을 막으면 생리 등 혈액 순환이 어려워지며 붕루가 발생할 수 있다.

월경부조의 한방치료법

월경부조를 다스리려면 각 유형별로 개인의 체질을 고려하여 해당 유형을 발생시킨 체내 음양허실의 불균형 상태를 바로잡거나 어혈을 풀어주는 처방과 치료가 필요하다. 또한 비(脾), 신(腎), 간(肝)등 관련 장부의 허약함을 보해주고 기능을 회복시켜줌으로써 혈(血)의 생성 및 운용, 순환을 정상화하여 난소와 자궁건강을 개선시키는 방법을 쓰게 된다. 예를 들어 월경선기의 치료는 비신의 기허와 스트레스로 인한 간울, 사열(邪熱)이 혈맥에 스미거나 음혈(陰血) 부족으로 인한 허열(虛熱)로 혈열(血熱)이 생기는 것이 원인인 만큼 각각의 경우에 따라 허약한 기를 보완해주거나 간의 소통기능을 원활하게 만들어주며 혈에 깃든 열독을 제거하거나 음혈을 북돋아주는 처방을 사용한다.

단순히 이상 증상을 치료하기보다는 난소와 자궁의 자생력을 회복시켜주어 정상적인 생리가 가능하도록 만드는 것이다. 치료에는 탕약 처방과 함께 침과 뜸, 각 증상에 효능이 있는 약재가 직접 환부에 투입될 수 있는 약침, 좌훈, 좌약 등이 사용된다. 이와 함께 상담과 지도를 통해 월경부조를 불러온 생활 속의 잘못된 습관을 개선하기 위한 식이요법이나 운동, 적절한 휴식을 포함한 생활 치료를 병행해야 더욱 확실한 치료효과를 얻을 수 있다.

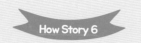

호르몬제로도 안 멈추는 하혈에 놀라
한의원을 찾은 지완씨의 붕루 증상

최지완(가명 · 32세)씨는 다니던 직장을 그만두고 더 나은 곳에 취직하기 위해 공부 중인 늦깎이 취업준비생이다. 홍보회사인 전 직장에 사직서를 낸 이유는 업무 스트레스 때문이었다.

영상 편집을 맡고 있던 지완씨는 납기일을 맞추기 위해 툭하면 밤을 새웠다. 사무실 한 구석에 밤샘 작업 중 잠시 눈을 붙일 수 있는 간이침대가 준비되어있을 정도였다. 밤새 과자를 씹어 졸음을 없애는 것이 습관이 되었고 아침엔 배가 안 고파 그대로 잠이 들었다. 또한 낮에 잠에서 깨면 피곤한 몸을 위해 잘 먹어야겠다는 일종의 보상심리로 되도록 기름지고 푸짐한 식사를 하곤 했다.

그런 생활을 몇 년 하다 보니 몸 여기저기에 무리가 왔다. 툭하면 눈이 충혈 되면서 머리가 어지럽고 얼굴에도 열이 오르는 느낌이었다. 제시간까지 일을 못 끝낼까 두려운 마음에 조급증이 생겼고 무슨 일이든 화부터 났다. 소화기능도 현저히 떨어져 늘 속이 더부룩했다.

그러나 다른 모든 증상보다 제일 신경 쓰이는 게 있었다. 5~6년 전부터 생리량이 과다해지며 생리기간도 길어졌다는 점이다. 산부인과에서 검진을 받아보니 자궁에 특별한 이상은 없다고 했다. 생리를 조절해주는 호르몬제만 처방받아 정기적으로 복용해왔다. 그런데 요즘 들어서는 약을 먹어도 별 효과가 없었다. 생리라기보다는 하혈에 가까운 출혈이 한 번 시작되면 좀처럼 멈추지 않았다. 점차 빈혈이 심해졌고 철분제를 복용해야만 했다.

자포자기하는 심경으로 손을 놓고 있었으나 보약이라도 한 번 먹어보자는 엄마의 권유로 우리 한의원에 오게 되었다고 한다. 지완씨는 불규칙한 수면과 조악한 식생활, 업무 스트레스로 인해 간열이 심했고 비위 기능이 크게 약화된 상태였다. 그로 인해 생리량이 많아지다가 몸의 기력이 전반적으로 허해지면서 혈의 통제기능이 마비된 것이다. 지완씨의 하혈은 한의학에서 부르는 전형적인 '붕루' 증상으로 간의 열을 제거하고 비위기능을 되찾아주는 치료가 필요하다. 3개월간 간화를 내려주고 비장의 기운인 중기(中氣)를 끌어올려주는 탕약을 처방했다. 다행히 증상이 빨리 호전되었고 큰 걱정거리이던 하혈이 멈췄다. 이전에 한방 치료 경험이 전혀 없었던 지완씨는 한약만으로 그런 증상이 해결된다는 사실에 몹시 놀라워했다. 붕루는 상당히 위중한 증세이지만 환자 개인의 체질과 상태에 맞게 적절한 한약 처방을 쓸 경우 생각보다 치료가 잘 되는 편이다.

원활한 생리를 위한
한방 생활 건강법

한방에서 몸에 좋은 차와 음식을 권하는 것은 평소의 섭생이 곧 약이 된다는 전통적인 의식동원 사상에서 비롯된 것이다. 우리가 일상 속에서 먹는 여러 음식 재료들은 실제 한의학에서 약으로 쓰이기도 한다. 한방 차나 몸에 좋은 음식을 챙겨먹는 것은 면역력을 길러 건강을 지키고 체질적 약점 등을 보완함으로써 그 체질적인 미비함이나 불균형 상태가 극단으로 치달아 병이 되는 것을 식생활 차원에서 미리 예방한다는 데 의미가 있다.

그러나 방송이나 매스컴을 통해 어떤 특정한 식품이 몸에 좋다는 내용이 나오고 나면 그 식품은 한동안 매진 사태가 일어날 정도로 선풍적인 유행이 일어난다. 주변 사람들이 좋다고 하면 내 몸에 맞는지 안 맞는지 고려해보지 않고 무조건 장복하는 경우도 적지 않다. 이때 반드시 명심해야 할 것은 무어든 지나치거나 내 몸에 맞지 않으면 얻는 것보다 잃는 것이 많을 수도 있다는 점이다. 한방의 치료 원칙 중 하나는 각 개인의 체질과 상태에 맞게 처방하는 것이다. 한방약차나 음식 역시 마찬가지이다.

체질에 맞는 한방차나 음식이라는 것은 자신의 체질에서 부족한 부분을 보완하고 과하게 넘치는 부분을 덜어내어 건강의 균형을 잡아주는 역할을 해주어야 한다. 몸에 좋다고 알려져 있으니 무조건 먹는 것과는 다른 차원이다. 많은 사람들에게 좋다 해도 내게는 해가 될 수 있고, 내게 맞는다고 해서 내 가족 모두에게 맞는 것이 아닐 수도 있다. 예를 들어 몸이 냉한 체질의 사람이 몸을 차게 하는 성질의 차나 식품을 오래도록 먹으면 그로 인해 없던 병이 생길 수 있다. 반대로 몸에 열이 많은 체질의 사람이 몸을 덥게 하는 음식을 장기간 복용하면 건강을 크게 해치기도 한다.

또한 그 중 어떤 식품들은 약성이 강하여 직접적인 치료 약재로 쓰이는 경우도 있다. 그런 식품을 매일 습관처럼 섭취하는 것은 특정 약품을 의사의 처방 없이 마구잡이로 먹는 경우와 마찬가지이다. 일종의 약물 남용인 것이다. 동양의학을 비롯한 한의학에서는 수천 년 이상 임상 치료 효과를 통해 검증된 각각의 식품 혹은 약재의 효용에 대한 광대한 데이터가 확보되어 있다. 전문가와 상의를 통해 자신의 몸에 맞는 것을 골라 안전하게 섭취하는 것이 바람직하다.

식품을 통한 예방뿐 아니라 기혈순환을 원활하게 해주는 자세와 체조 등도 꾸준히 실천하면 바른 생리와 자궁건강에 도움이 된다. 이는 생활습관의 변화를 통해 질환을 치료하거나 예방한다는 점에서 양의학의 식이요법, 운동요법과 동일한 의미일 것이다. 일상 속에서 쉽게 실천할 수 있는 한방 치료법을 알아보자.

생리통과 생리불순에 좋은 한방차

대추생강차

대추는 오장을 튼튼하게 하여 혈액순환을 원활하게 하고 기침을 멎게 해주며 목의 점막을 촉촉하게 만들어주기 때문에 목의 건조로 인한 감기에 효능이 있다. 소화흡수를 도와 변비를 없애주며 날카로운 신경을 편안하게 안정시켜주기도 한다. 한편 생강은 살균작용과 함께 항산화작용, 항암작용을 하며 위의 소화 작용을 돕는다. 담을 없애주고 습기를 제거해주며 몸을 따뜻하게 해주는 효능도 있다. 이러한 특성들은 자궁과 관련된 장기들의 기능을 도와줌으로써 자궁의 혈액순환을 돕고 자궁 기능을 안정시켜 생리를 정상화하는 데 도움이 된다.

대추생강차는 주로 냉하고 건조한 체질에 알맞은 차이다. 특히 대추는 여러 가지 좋은 효능이 있긴 하지만 평소 몸이 잘 붓고 습한 사람은 섭취를 자제하는 것이 좋다. 또한 체내에 열이 많은 체질과 위궤양이나 위염 등 위에 상처가 있는 사람은 생강이 열을 높이고 위장에 지나친 자극을 줄 수 있으므로 주의해 마셔야한다.

우엉차

동양의학에서 우엉은 오장의 나쁜 기운을 제거하고 12경맥을 통하게 하여 팔다리의 허약함을 없애주는 것으로 알려져 있다. 중풍, 얼굴의 종기와 통증을 치료해주는 효능도 있어 우엉을 자주 먹으면 몸이 가벼워진다고 했다. 서양에서는 우엉을 이뇨제, 소염제, 해독제로 썼다. 그처럼 우엉은 오래전부터 동서양을 막론하고 그 탁월한 약성을 인정받아왔던 것이다.

우엉 뿌리는 종양을 억제하는 물질이 들어있고 세균과 진균을 없애는 항균 작용을 한다. 또한 식이섬유가 장내 유해한 물질을 흡착 배설하므로 해독 작용이 뛰어나고 이뇨와 발한작용, 거담작용을 하며 염증을 가라앉히기도 한다. 무엇보다 탁한 혈을 맑게 해주고 질병을 일으키는 체내의 과도한 열을 내려주기 때문에 차로 끓여 마시면 어혈이나 열사로 인한 생리불순을 예방하는 데 도움이 된다. 요즘에는 다이어트에 효과가 있다고 하여 젊은 여성들 사이에 큰 인기를 끌고 있기도 하다.

그러나 대추생강차가 냉한 사람에게 어울리는 차라면 우엉은 평소 열이 많아 더위를 많이 타는 체질, 열성 피부질환이 잦은 유형의 사람에게 맞는 차라고 할 수 있다. 우엉은 성질이 차갑기 때문이다. 체질이 냉한 사람이 섭취하면 소화기능 이상으로 인한 복통이나 설

사 등을 유발할 수 있고 자궁이 차가워 생리불순이 생기는 여성에게
는 잘 맞지 않는다. 우엉의 좋은 효능들을 취하고 싶지만 체질과 맞
지 않는다면 대추나 생강처럼 따뜻한 성질의 재료들과 함께 차를 끓
여 성질의 평형을 맞추는 것도 하나의 요령이 될 수 있다.

귤피차

한방에서 귤껍질은 귤피, 또는 '묵을 진(陳)'자를 써서 진피(陳皮)라
고도 부른다. 갓 말린 것보다는 말려서 묵힐수록 약효가 좋다는 의
미를 지니고 있다. 오늘날에는 귤을 단순히 과일로만 알고 있는 이
들이 많지만 오래전부터 귤은 껍질은 물론, 과육, 귤껍질 안쪽에 붙
은 흰 막, 씨앗 등이 모두 약으로 쓰였다. 덜 자란 푸른 귤의 껍질인
청귤피와 푸른 귤잎도 약재로 애용되었다. 동의보감에는 귤피의 효
능을 상세하게 적고 있는데 대략 요약하면 다음과 같다.

"귤피는 성질이 따뜻하고 맛은 쓰고 매우며 독이 없다. 가슴 속의
기를 다스리고 위의 소화기능을 도와 이질을 멈춰주며 가래를 해소
한다. 기가 위로 치밀어 오르는 증세와 기침에 주로 쓰며, 구역질을
그치게 하고 대장과 소장을 잘 통하게 한다."

그 외의 의약서를 살펴보면 귤피는 폐와 심장을 강하게 하고 혈액
순환을 도우며 생선과 고기로 인한 식중독과 감기, 몸살을 낫게 해준
다고 했다. 또한 소염작용과 함께 피부가 헐고 상처 난 곳을 아물게
해주며 소변과 땀을 잘 나오게 하는 등의 효능이 있다고 전해진다.

기와 혈을 잘 통하게 하고 담음을 제거해주며 심장과 폐, 비위의 기능을 돕는 귤피의 효능은 기체나 혈허 등 기혈 순환 장애와 진액의 생산 및 통제 기능 상실로 인한 생리불순과 생리통을 막아준다. 더욱이 귤피의 과학적 성분을 분석해보면 생리통의 원인인 자궁 평활근의 수축을 억제하는 기능이 있다고 하니 평소 차로 끓여 마시면 생리통 예방에 제격인 차이다.

쑥차

쑥은 지혈작용을 비롯해서 소염, 해열, 진통작용, 항균과 항진균 작용을 한다. 또한 생리통 완화와 부인과 계통 질환에 약재로 사용되고 있으며 각종 비타민과 무기질이 풍부하게 들어있어 영양적으로도 우수하다. 동양의학의 약학백과사전이라고 할 수 있는 본초강목에서는 쑥에 대해 이런 내용을 적고 있다. "쑥은 속을 덥게 하여 냉기를 쫓으며 습을 제거해준다. 또한 기혈을 다스리고 자궁을 따뜻하게 하며 모든 종류의 출혈을 멎게 한다. 배를 따뜻하게 하고 경락을 고르게 하며 태아를 편안하게 자리 잡게 해준다. 복통과 함께 허약한 장에 차갑고 나쁜 기운이 들어와 일으키는 이질, 급성 위장병인 곽란으로 사지가 뒤틀리는 것을 다스린다." 동의보감에서는 쑥에 대해, "독이 없고 온갖 만성병을 다스리며 특히 부인병에 좋고 자식을 낳게 해준다."고 했다.

이처럼 한기를 쫓고 습담을 제거하며 자궁의 혈액순환을 돕는 쑥을 차로 만들어 마시면 평소 몸이 차서 오는 생리불순과 생리통, 붕루 등을 예방해준다. 향긋한 쑥 향이 기분 전환에 도움이 되기도 한다. 쑥은 어린 싹이 맛과 향이 뛰어나기 때문에 국이나 떡을 해먹는 것은 어린 싹을 쓴다. 약으로 쓰는 쑥은 유효성분이 풍부한 5월 단오 때 것을 으뜸으로 친다. 그러나 너무 세어지면 독성이 생길 수 있고 평소 열이 많은 체질이거나 진액 부족으로 허화가 생기는 사람에게는 잘 맞지 않으므로 주의가 필요하다.

자궁건강에 좋은 음식들

부추

부추는 성질이 따뜻하고 피를 맑게 하는 효능이 있어 어혈을 없애주는 데 도움이 된다. 또한 냉한 체질을 따뜻하게 만들어 자궁건강에 이로우며 항산화성분인 비타민C와 베타카로틴이 많이 들어있어 몸 속 활성산소를 없애준다. 그런 이유로 부추는 자궁건강뿐 아니라 노화방지와 스트레스 해소에도 효과가 있다.

검은콩

검은콩에는 여성호르몬인 에스트로겐의 역할을 해내는 이소플라본이 다량 함유되어있다. 그런 까닭에 여성호르몬이 부족해서 나타나는 많은 갱년기 증상들을 완화시키는데 도움이 된다. 또한 혈액순환을 원활하게 해주며 노화방지, 해독작용의 효능도 있다.

등 푸른 생선과 오징어

고등어 등 등 푸른 생선에는 비타민 B6를 비롯, 오메가3와 지방산이 풍부하게 함유되어 있다. 또한 오징어에는 마그네슘이 많이 들어있다. 등 푸른 생선과 오징어는 염증을 가라앉히고 통증 완화에 도움을 주기 때문에 생리통을 낫게 하는 효과가 있다.

양배추

양배추는 위암을 발생시키는 헬리코박터 파이로리균의 활동을 억제하며 세포재생효과가 있는 비타민U 등의 함유로 위염과 위궤양에 효과가 있는 대표적인 식품이다. 그에 비해 여성의 자궁건강에도 유익한 식품이라는 사실은 잘 알려져 있지 않지만 양배추는 질염을 비롯한 자궁 내부의 염증을 막아주는 효능이 있다. 특히 양배추에 들어있는 항암성분인 인돌-3-카비놀은 유방암과 자궁경부암을 억제하는 것으로 조사되었고 생리전증후군을 완화하는 작용을 한다.

생리통을 없애주는 지압법

복숭아뼈에서 엄지를 제외한 네 손가락을 모은 넓이만큼 위로 올라간 자리에 위치한 움푹 파인 부분을 삼음교라고 한다. 삼음교는 남녀의 비뇨생식기나 소화기질환에 관련된 혈자리로 여성의 생리불순과 생리통, 붕루 등을 치료할 때 이용된다. 삼음교를 눌러주면 생리통이 줄어드는 효과가 있다.

생리통과 생리불순을 이기는
간단한 요가 자세

다리 자세

다리 자세는 가슴과 목, 척추를 잡아당겨 유연성을 주고 등과 엉덩이 근육을 강화시키며 목과 어깨 등의 긴장을 풀어준다. 이 자세를 꾸준히 실행하면 바깥 근육뿐 아니라 몸 내부 장기에도 좋은 영향을 주어 폐활량이 커지고, 소화 기능에 도움을 주며 혈액순환이 원활해지도록 돕는다. 그러한 작용들은 몸의 신진대사가 제대로 잘 이루어질 수 있게 만들어주어 몸의 원기를 회복시키고 기분 전환에도 도움을 준다. 무엇보다 이 자세는 자궁의 탄력성을 높이기 때문에 생리통과 허리 통증을 줄여주고 폐경 증상을 완화시켜준다.

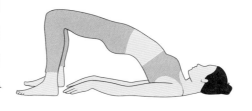

활 자세

활 자세는 척추 강화와 유연성에 초점을 맞춘 자세이다. 이 자세를 꾸준히 연습하면 복부 근육과 등을 강화하고 목과 가슴, 어깨를 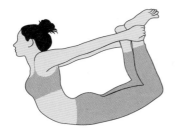 활짝 펼 수 있게 해주며 다리와 팔에 탄력을 준다. 스트레스 해소에 효과가 있고 생식기관을 자극하여 생리불순과 생리통 등 생리로 인한 불편감 해소에 도움을 준다.

코브라 자세

코브라자세는 폐와 어깨, 가슴, 복부를 스트레칭 할 수 있게 해주며 척추를 강하고 탄력 있게 만들어준다. 또한 소화기, 생식기, 비뇨 계통을 자극하여 기능이 원활하도록 돕기 때문에 생리통과 생리불순, 허리 통증 완화에 좋은 자세이다. 꾸준히 실행하면 스트레스를 풀어주고 신진대사를 활발하게 하여 체중 조절에 도움을 준다.

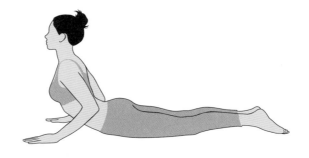

비둘기 자세

비둘기 자세는 목과 복부, 흉곽 내 기관들의 기능을 순조롭게 만들어주어 신경계를 활성화시키고 산소 섭취를 증가시켜주는 자세이다. 팔, 허벅지, 종아리, 어깨, 척추의 근육을 강화해주며 다리와 관절을 튼튼하게 만든다. 이런 기능들로 인해 소화 작용이 개선되며 몸 안의 혈액이 정화되고 혈액순환이 원활해지면서 생리전증후군을 예방해준다. 몸과 마음을 진정시켜 스트레스 해소에도 효과가 있다.

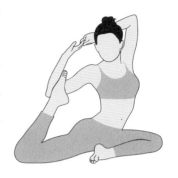

자궁건강을 위해
피해야 할 자세

다리 꼬고 앉기

습관적으로 다리를 꼬고 앉는 자세는 골반은 물론 그 안에 자리한 자궁과 난소의 위치를 비틀어지게 만든다. 이런 현상이 벌어지면 골반 주변과 골반강 내의 혈액순환이 잘 이루어지지 않음으로써 내분비 계통에 문제가 생겨 호르몬 분비와 전달이 방해된다. 그로 인해 생리통과 생리불순은 물론 불임이나 난임이 유발될 수 있고, 여러 가지 자궁 내 질환의 원인이 되기도 한다. 또한 골반의 비틀어짐에 의해 척추에도 이상이 생기면 턱관절 장애, 소화기능 장애가 발생할 수 있고, 다리 쪽으로 가는 혈액을 막아 쉽게 부종이 일어난다. 자리에 앉을 때는 반드시 두 발을 바닥에 붙인 상태로 바른 자세를 취하는 것이 좋다.

하이힐 신기

키가 커 보인다는 이유로 여성들이 애용하는 하이힐은 척추를 휘게 만들 수 있다. 그에 따라 척추와 연결되어있는 골반 역시 틀어져 자궁건강을 해칠 가능성도 높아진다. 꼭 필요한 때가 아니면 되도록 척추와 골반에 무리를 주지 않는 낮은 굽의 편안한 신발을 신는 것이 바람직하다.

꼭 끼는 옷 착용

스키니진이나 사이즈가 지나치게 꼭 맞는 하의는 골반과 주변부의 혈액순환을 방해할 우려가 있다. 혈액이 잘 돌지 않으면 골반 내에 위치한 자궁과 관련 기관에도 영양물질과 산소 전달이 이루어지지 않아 제 기능을 해낼 수 없고 면역력이 약해져 각종 질병에도 취약해지게 된다. 또한 통풍이 불량해져 질염이 발생할 수 있다. 가능하면 꼭 끼는 옷의 착용 시간을 줄이거나 여유 있는 옷을 입는 것이 자궁건강에 이롭다.

Part 2

10대

어린이에서 여자가 되는 변화,
생리를 시작하다

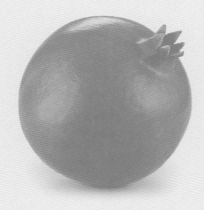

"여자의 나이가 14세가 되면 천계가 무르익으며 영향을 미치니
임맥이 통하고 충맥이 왕성해져 월경이 때맞춰 나오게 되며
그로 인해 자식을 가질 수 있다."
(二七 而天癸至 任脈通 太衝脈盛 月事以時下 故有子)

_황제내경(黃帝內經) 소문(素問)

사춘기 딸,
초경을 시작하다

　남자아이는 남성호르몬에 의해, 여자아이는 여성호르몬에 의해 각기 다른 성징을 띠고 태어나게 된다. 이것을 1차 성징이라고 한다. 출생 후 아기들은 유아기와 아동기를 거치며 온몸의 고른 성장을 이루게 된다. 이 기간 동안은 몸의 여러 기관이 성장에 전념해야 하기 때문에 성호르몬이 분비되지 않는다.

　그러나 각 기관의 틀이 어느 정도 성장하면 그 후에는 다시 성호르몬 분비가 시작되며 성기관의 발달을 촉진시킨다. 그에 의해 점차 남자아이는 남성다운 면모를 띠게 되고 여자아이는 여성으로서의 특징을 띠게 되는 2차 성징이 나타나게 된다. 이 시기를 사춘기라고 한다.

　사춘기는 개인차가 있긴 하지만 여자아이의 경우 남자아이보다 약 1년 정도 빠른 만 10세~11세 전후로 시작되고 남자아이는 만 12세 전후에 시작된다. 대략 남자아이는 고환의 지름이 2.5cm가 되는 것을, 여자아이는 가슴에 몽우리가 생기는 것을 2차 성징의 시작으로 보며 사춘기는 이로부터 성장판이 닫히는 15세~16세까지의 기간 동안 지속된다. 이 시절 남자아이와 여자아이는 성기관의 발달과 함께 신장과 체중 증가 등 신체 전반의 급격한 성장을 이루게 된다.

사춘기를 촉발시키는 것은 뇌의 시상하부-뇌하수체-생식샘 축의 활성화이다. 아동기를 거치며 영양분의 축적 등, 여러 가지 조건에서 몸이 단순한 성장을 넘어 생식기능을 발달시킬 때가 되었다고 판단되면 뇌의 시상하부에서는 생식샘자극호르몬분비 호르몬인 GnRH(Gonadotropin Releasing Hormone)가 분비된다. 이 호르몬은 뇌하수체에 작용하여 생식샘자극호르몬인 난포자극호르몬(LH)과 황체형성호르몬(FSH)을 분비하도록 만든다. 그리고 그렇게 분비된 생식샘자극호르몬은 남자아이의 생식샘인 고환(정소)에 작용하여 남성호르몬인 안드로겐의 분비를 촉진시키고 여자아이의 난소에 작용하여 여성호르몬인 에스트로겐이 분비되도록 유도한다.

한편 이러한 시스템은 시상하부로부터 생식샘에 이르는 일방적인 과정이 아니라 상호 피드백의 과정에 의해 호르몬 분비량이 조절된다. 생식샘에서 남성호르몬과 여성호르몬이 충분히 분비되고 나면 그러한 신호가 시상하부에 전달되게 된다. 그리고 이를 감지한 시상하부에서는 GnRH 분비를 억제한다. GnRH 분비 억제는 곧 뇌

하수체의 생식샘자극호르몬 분비 억제로 이어지고 더 이상 생식샘
자극호르몬의 자극을 받지 않게 된 생식샘에서는 남성호르몬과 여
성호르몬의 분비를 줄이는 것이다. 이와 같은 자체 조절 메카니즘을
'시상하부-뇌하수체-생식샘 축'이라 부른다. 정상적인 사춘기라면
이러한 축이 활성화되어있음을 관찰할 수 있다.

남성호르몬과 여성호르몬의 분비는 2차 성징을 발현하게 하여 사
춘기 남자아이와 여자아이를 각각 남성과 여성이라는 성적 정체성
이 확실한 존재로 만든다. 남자아이의 경우는 고환의 크기가 커지고
음모가 발달하며 변성기가 오게 된다. 여자아이는 가슴에 몽우리가
생기고 가슴 크기와 골반이 커지며 음모가 발달하고 초경이 시작된
다. 그리고 이 시기에는 남녀 모두 성장호르몬의 영향으로 키와 몸
무게 등 신체 성장이 급격히 이루어지며 사춘기가 끝나가면서 점차
성인의 면모를 갖추게 된다.

이러한 신체적 변화는 정서적인 발달을 동반한다. 몸뿐 아니라 마
음도 한 사람의 성인이 되기 위한 준비과정을 거치는 것이다. 특히
부모의 슬하에서 얌전하고 말 잘 듣는 어린이로 커오던 아이들은 사
춘기를 맞으며 정서적, 심리적 독립을 꾀하게 된다. 그 같은 자의식
의 발달과 독립의지는 부모와 사회로 대표되는 기존의 질서에 대한
반항기로 표출된다. 또한 성기관의 발달이 있으니 당연히 이성에 대
한 관심도 커질 수밖에 없다.

남자아이의 사춘기

남자아이의 사춘기가 시작되었다는 첫 징후는 고환의 크기가 자라 지름 2.5cm가 되는 것이다. 고환은 정소라고도 불리며 정자와 남성호르몬 생산을 담당한다. 고환에서 분비되는 남성호르몬인 테스토스테론은 남자아이들에게 남성다운 특징을 부여하는 주역이다. 고환의 발달과 함께 사춘기가 시작되면 테스토스테론의 작용에 의해 몇 개월 후 음모와 수염이 자라며 정자의 생산으로 몽정현상을 겪게 된다. 변성기를 거치면서 음성이 남성적으로 변화하고 얼굴 형태가 어른스럽게 바뀌며 어깨가 넓어지고 근육이 발달하는 것도 모두 테스토스테론의 영향이다. 또한 동성 간의 경쟁의식이 강해지며 보다 공격성을 띠게 되기도 한다.

여자아이의 사춘기

사춘기가 되면 여자아이들은 우선 에스트로겐의 영향에 의해 가슴에 몽우리가 잡히면서 유방 발달이 시작된다. 또한 음모와 겨드랑이 털이 생겨나고 성기관의 발육이 촉진되어 첫 생리를 시작하게 된다. 남자아이를 남자답게 만드는 것이 정소에서 분비되는 남성호르몬인 테스토스테론이라면 여자아이를 여자답게 만드는 것은 난소에서 분비되는 여성호르몬 에스트로겐이다. 에스트로겐은 여자아이의

골반과 엉덩이를 넓게 만들며 피하지방을 발달시켜 전체적으로 부
드러운 몸매를 갖게 한다.

사춘기 신체의
발달과정 알아보기

가슴몽우리가 생기고
유방이 발달하다

여자아이의 사춘기는 가슴에 몽우리가 생기며 시작된다. 이는 에스트로겐이 유방의 발육을 촉진하기 때문이다. 가슴몽우리를 잘 이해하기 위해 유방의 구조와 기능, 발달 과정에 대해 알아보자.

유방의 구조

유방은 출산 후 수유를 위해 모유를 분비하는 여성의 생식기관 중 하나이다. 개인별로 크기와 생김새 등이 천차만별이지만 기본적인 외부 형태는 반구형이며 그 중앙에 유두가 있고 유두를 동그랗게 둘

러싸고 있는 둥근 바퀴 모양의 짙은 갈색 유륜으로 이루어져있다. 유방은 섬유조직과 지방조직으로 나뉜다. 섬유조직은 유방의 모양을 탄력성 있게 유지하며 지방조직은 유방의 조직을 부드럽게 만드는 역할을 담당한다. 유방의 내부에는 모유를 생산하는 유선(젖샘)이 분포되어 있고 생산된 모유를 유두로 운반하는 유관(젖샘관)이 유선과 유두 사이를 연결하고 있다.

유두

유방 중앙의 돌출된 부분인 유두는 수많은 유관들과 연결되어 있어 수유 시 모유가 나오는 곳이며 혈관과 신경조직이 미세하게 분포되어있기 때문에 감각이 예민한 부분이다.

유륜

유두를 둘러싼 짙은 갈색의 둥근 부분인 유륜은 피부색 등 개인의 특성이나 인종에 따라 밝기와 색상이 달라지며 크기도 각각 다르다. 특히 임신을 하면 멜라닌 색소가 증가하기 때문에 색상이 더욱 짙어지는 특성이 있다. 유륜의 역할은 유두를 보호하고 모유가 잘 분비될 수 있도록 도우며 외부에서 자극이 오면 유두가 꼿꼿이 설 수 있도록 만들어준다.

몽고메리샘

유륜의 표면에서는 마치 여드름이나 닭살이 돋은 것처럼 보이는 조그만 피지 덩어리가 발견된다. 사춘기 여자아이들은 자신의 외모에 조금만 낯선 모습이 보여도 걱정에 사로잡히곤 하는데 그것은 몽고메리샘, 혹은 몽고메리결절이란 이름을 지닌 지극히 정상적인 조직이다. 개인에 따라 유난히 두드러져 보이는 사람도 있으므로 남들과 다르게 생겼다고 해도 특별히 걱정할 필요는 없다. 몽고메리샘은 피하에 자리한 기름샘으로 지방 성분을 분비하여 유두와 유륜의 피부를 보호하고 세균 감염을 막아준다.

그러나 피지 조직인 만큼 분비물이 원활하게 배출되지 않으면 그 자체에 염증이 생기기도 하며, 지나치게 커질 경우 미용적 측면에서 제거 수술을 하기도 한다.

유선

모유가 만들어지는 샘으로 땀샘에서 진화했다고 알려져 있다. 한쪽 유방 안에는 유두를 중심점으로 하여 사방으로 뻗어나간 방사 형태로 분포하고 있는 약 15개~20개의 유선이 있다. 유선은 사춘기에 발달하기 시작하여 임신과 함께 모유를 생산할 준비를 마치게 되며 출산 직후에 본격적으로 분비 활동을 하게 된다.

유관

유두 및 유선과 연결되어있으며 유선에서 생산된 모유를 유두로 운반하는 역할을 한다.

유방의 발달 과정

성호르몬 분비에 의한 가슴 몽우리는 평균 약 10.5세 정도에 발생한다. 한쪽 가슴에서 먼저 생길 수도 있고 양쪽에서 동시에 생겨날 수도 있다. 가슴에 몽우리가 생기면 살짝 옷깃에 스치기만 해도 고통이 느껴지는데 이는 유두 주위에 신경조직이 분포하기 때문이기도 하고, 유방 내의 유선 조직들이 성장을 시작했다는 증거이기도 하다.

유방 조직의 성장과 발달은 성호르몬의 영향을 받기 때문에 호르몬 분비가 왕성해지는 사춘기에 급속히 성장하고, 임신 출산 시에 가장 활발하게 발달한다. 또한 수유기가 끝나면 모유 분비 기능이 사라졌다가 다시 임신할 경우 모유의 생산과 분비 기능이 재활성화된다. 그러나 폐경 이후에는 점차 조직이 위축되어 간다.

태너스테이지로 살펴본 유방 발달 단계

외형적인 성징을 기준으로 신체 발육 정도를 측정할 때 흔히 참고하는 태너스테이지(Tanner Stage)에서 보여주는 유방 발육 단계는 다음과 같다. 참고로 태너스테이지는 개발자인 영국의 소아과 의사 제

임스 태너의 이름에서 딴 신체 발달 척도이며 음모, 가슴, 성기의 발달 정도로 성 성숙도를 파악할 수 있다.

1단계는 시상하부-뇌하수체-생식샘 축이 활성화되지 않은 사춘기 이전의 상태이다. 아기나 아동기의 여자아이에게서 볼 수 있는 것처럼 가슴 부분에서 유방이라는 형태가 보이지 않으며 작은 유두만 돌출되어 있다. 여자아이와 남자아이의 가슴이 특별한 차이가 없어 뵈는 시기이다.

〈유방 발달 단계〉

3~4단계에서 초경이 시작됩니다.

발달 단계	발달 정도
1단계	유두만 솟은 편평한 가슴
2단계	유방과 유두가 솟아오르고 가슴멍울이 생기며 유륜이 확대됨.
3단계	유방과 유륜이 더욱 확장됨. 유방과 유륜 사이 경계 불분명.
4단계	유두와 유륜이 튀어나와 유방 위의 2중 융기가 형성됨.
5단계	유륜이 후퇴하여 유방과 높이가 같아지고 유두만 튀어나온 성숙한 유방으로 완성됨.

* 참고: 태너스테이지 중 유방 부분만 발췌

2단계부터 4단계까지는 성장기 여자아이의 유방 발달 과정에 속한다. 2단계는 막 사춘기가 시작되는 시기로 가슴이 봉긋해지며 가슴 멍울이 생긴다. 유두와 유륜 등이 발달하기 시작하면서 점차 유방의 형태가 잡혀가는 모습이 보인다. 3단계에 접어들면 유방은 더욱 커지며 그에 따라 유륜도 범위가 확장된다. 그러나 아직 유방과 유륜 사이의 경계가 명확해보이지는 않는 단계이다. 4단계에 이른 사춘기 여자아이의 유방에서는 독특한 외형을 볼 수 있다. 유두와 유륜이 함께 솟아오르며 유방 위로 볼록하게 튀어나오게 되는 것이다.

5단계는 완전히 성숙한 여성의 유방 단계이다. 성장기 동안 줄곧 발달해온 유두의 크기가 더욱 커지고 4단계에서 볼록 솟아올랐던 유륜이 낮아지며 유방의 높이와 같아진다. 또한 유륜의 색상이 짙어져 유방 표면의 피부와 확연히 구별된다. 가슴의 몽우리가 생기는 초기 사춘기인 2단계로부터 성숙한 유방에 이르는 5단계까지의 기간은 개인차가 크긴 하지만 대략 2~4년의 시간이 소요된다.

음모와 액모가 생기다

개인차가 있긴 하지만 평균적으로 여자아이들은 사춘기의 시작을 알리는 가슴몽우리가 생긴 지 약 6개월이 지나면 음모가 자란다. 어떤 아이들은 음모가 먼저 생겨나기도 한다. 겨드랑이 털을 의미하는 액모는 그보다 좀 더 늦게 발생하는데, 대략 사춘기의 시작으로부터 약 2년이 경과한 후에 생긴다.

초경을 겪다

평균적으로 가슴몽우리가 생긴 지 약 2년이 경과하면 생애 첫 생리인 초경을 겪게 된다. 초경 나이는 점점 앞당겨지고 있는 추세이며 최근 연구 결과들에 의하면 대략 12세~13세 사이에 시작되는 경우가 가장 많은 것으로 나타났다. 그러나 그보다 더 일찍 시작하거나 훨씬 늦게 시작하는 경우도 있어 일반적인 시기를 단정적으로 말할 수는 없다. 단, 만 8세 이전에 시작되는 생리는 정상 생리를 벗어난 성조숙증에 해당하므로 반드시 전문가의 진단을 받아보아야 한다.

첫 생리를 시작하는 시기는 다양한 요인에 의해 영향 받는다고 알려져 있다. 신체 발육과 영양 상태가 좋을수록 빨라지며 사회 지리적, 기후적 영향도 있다고 한다. 국내외의 연구 사례에 따르면 엄마의 초경 시기가 빠르면 딸도 빨라지는 등 유전적 소인이 있다. 또한 유년기에 육류와 유제품 섭취량이 많을수록, 체중이 비만에 가까울수록, 평균 수면 시간이 적을수록 빨라진다. 엄마의 높은 교육 수준과 부모의 소득 등도 관련이 있다는 연구 결과도 있다.

사춘기 생리,
무엇이 다를까?

초경 생리혈은 어떤 모습일까?

초경은 개인에 따라 시작 연령이 다르지만 초경 시작 직전에 겪는 몸의 변화는 일정한 순서를 거치기 마련이다. 우선 눈에 띄는 확실한 징후로 첫 생리 시작 약 4개월 전후로 가슴이 브래지어를 착용해야 할 만큼 성장하고 겨드랑이털이 생긴다. 동시에 급속히 진행되던 키 성장이 어느 순간 멈칫해지면 그 직후에 초경이 시작되는 것이다.

초경이 시작되기 몇 개월 전에는 무색투명하거나 미색의 분비물이 팬티에 묻어나기도 한다. 이 분비물은 세균 감염 등에 의해 발생할 수 있는 다른 종류의 분비물과 달리 냄새가 없으며 가려움증 등을 일으키지 않는다. 일반적으로 분비물의 색이 갈색을 띠면 생리가 임박했다는 징후이다. 사람에 따라 양상이 다르긴 하지만 대부분의 경우 첫 생리는 팬티에 묻어나는 정도의 출혈에 그친다. 생리혈의 색깔은 선명한 핏빛이지만 종종 검붉은 빛을 띠기도 한다. 또한 떨어진 자궁 내막 덩어리가 생리혈 속에 섞여 나오기도 한다.

생리도 일종의 출혈이므로 갓 발생한 생리혈의 색은 선홍색인 것이 당연하다. 생리혈의 색깔이 검게 변하고 덩어리가 진다는 것은 자궁내막이 떨어진 즉시 배출되지 못하고 자궁 내부나 질 등에 고여 있다가 나온다는 의미이다. 이런 현상이 생기는 이유는 생리혈의 원활한 배출을 방해하는 선천적 요인이나 자궁의 질병 등 기질적 요인에 의한 것일 수도 있다. 그러나 대부분은 자궁이 차가워 발생하는 혈액순환장애나 어혈이 원인일 경우가 많다. 이런 증상들은 몸의 특별한 이상에 의한 것은 아니기 때문에 되도록 아랫배를 따뜻하게 해주면서 자궁의 혈액순환을 돕는 것이 바람직하다.

사춘기 생리, 불규칙할 수도 있다?

초경을 시작하는 때는 몸도 아직 성장이 채 끝나지 않은 상태이다. 특히 첫 생리의 시기가 점점 빨라지면서 아직 자궁을 비롯한 몸의 여러 기관들이 미성숙한 상황에서 생리를 맞게 되는 경우가 많다. 성장기가 완전히 끝난 후가 아닌 성장의 과도기인 청소년기에 첫 생리가 시작되는 이유는 아마도 제대로 된 생식기능을 갖추기 위해 몸도 연습 기간이 필요하기 때문이 아닐까 싶다. 그런 만큼 사춘 기의 생리는 주기와 생리의 양 등이 성인 여성의 생리와는 다르게 불규칙하다.

자궁의 성장이 완숙에 이르러 생리가 규칙적으로 변하는 것은 보통 약 2년간의 연습기를 거치고 나서이다. 또한 초경 후 두 해 동안은 생리를 비롯한 2차 성징을 발달시키는 시상하부–뇌하수체–생식샘 축이 아직 제 기능을 완전히 발휘하지 못하는 때이다. 이러한 호르몬 조절 축의 불안정성은 무배란성 생리를 부르기 쉽다. 생리가 있긴 하지만 배란이 이루어지지 않은 상태에서 출혈 현상만 발생하는 것이다. 초경 후 여자아이들의 약 70% 이상은 배란이 없는 생리를 한다.

무배란성 생리의 특징은 주기가 일정하지 않아 생리 주기가 몇 개월 이상으로 길어질 수 있다는 점이다. 또한 한 번 생리를 시작하면 기간이 길어지거나 양이 많아지기도 한다. 초경 시작 후 몇 개월간 생리가 없는 경우도 있고, 일정한 양의 생리혈이 일정 기간 동안 나오다 그치는 게 아니라 오래도록 조금씩만 묻어나오기도 한다. 배란이 없기 때문에 정상적인 생리 시에 발생할 수 있는 생리전증후군이나 생리통 등 생리로 인한 여러 가지 곤란 증세는 나타나지 않는다.

그러나 불규칙한 생리가 사춘기 생리의 일반적 특성이긴 하지만 그중 일부는 주의를 기울여야 하는 경우도 있다. 자궁이나 몸의 기관 이상에서 오는 기질적 원인, 혹은 갑상선 질환, 당뇨 등 내분비

계통의 질환에 의한 것일 수 있기 때문이다. 과도한 다이어트에 의한 부작용이나 학업 등 스트레스가 불규칙한 생리의 원인이 되기도 한다. 생리가 자리를 잡아가기 시작하는 사춘기는 평생의 자궁건강을 좌우할 수 있는 중요한 시기이다. 불규칙한 생리를 부르는 몸의 이상을 제 때 바로잡지 않는다면 자칫 불임으로 이어질 위험성도 있다. 만약 생리가 다음과 같은 양상을 띤다면 반드시 전문의의 진료를 받아보는 것이 좋다.

진료가 필요한 사춘기 생리 이상 증상

① 유방발육이 시작된 후 3년이 지나도 초경을 하지 않는다.

② 2차 성징 발달이 없고 13세까지 초경이 없다.

③ 다모증을 보이면서 14세까지 초경이 없다.

④ 과도한 운동이나 식습관에 문제가 있으면서 14세까지 초경이 없다.

⑤ 15세까지 초경이 없다.

⑥ 매달 생리가 규칙적으로 있다가 생리가 불규칙해졌다.

⑦ 생리주기가 21일보다 짧거나 45일보다 길다.

⑧ 생리주기가 90일 이상이다.

⑨ 7일 이상 생리가 지속된다.

⑩ 생리량이 많아 1~2시간마다 생리대를 갈아야 한다.

* 참고: 대한산부인과학회 권고 사항

초경에 유연히 대처하는 사춘기 딸과
갱년기 엄마의 자세

딸의 초경을 맞은 엄마의 심경은 대부분 비슷할 것이다. 우선 안쓰럽다. 특히 아이가 아직 초등학생이라면 그 마음은 더욱 강해질 수밖에 없다. 저 어린 게 매달 적어도 4~5일이나 되는 생리기간 동안 생리대의 불편을 감수하고 하루 종일 수업을 잘 들을 수 있을까. 체육시간에 달리다가 옷 밖으로 생리혈이 새어나오기라도 하면 어쩌지. 손에 작은 상처만 나도 기겁을 하는 앤데 양이 많은 날 생리대 뒤처리는 제 손으로 잘 해낼 수 있을까.

그런 걱정들로 인해 엄마들은 딸아이가 생리를 시작했다는 징후를 발견하거나 아이에게 직접 이야기를 전해 듣는 순간 자기도 모르게 한숨부터 나올 수 있다. 그러나 무심코 행하는 자신의 그런 행동이 생리를 대하는 딸아이의 인식과 태도를 평생 부정적으로 만들 수 있다는 걸 엄마들은 알고 있을까.

사춘기란 섬세한 감정의 시대이다. 아주 사소하고, 별 뜻 없는 이야기에도 신경이 예민해지고 상처를 입기도 한다. 사춘기 여자아이들은 자신에게 발생한 극적인 몸의 변화가 아마도 상당히 충격적일 것이다. 각종 연구에 따르면 초경이 일어나는 청소년기에 처음 갖게 되는 생리에 대한 인식과 태도는 성인이 된 이후에도 같은 형태로 지속된다. 또한 그렇게 형성된 인식과 태도는 기질적, 기능적 원인 외에 심리적인 측면이 원인이 되기도 하는 생리 관련 불편 증상에도 영향을 끼친다.

그렇다면 구체적으로 어떤 요소들이 생리에 대한 아이의 인식과 태도 형성을 결정하는 것일까. 우선 초경에 대한 아이 자신의 느낌과 인상을 들 수 있다. 무어든 첫인상을 무시할 수 없는 법이다. 첫 생리를 어떤 식으로 맞았는지, 초경을 대한 느낌이 어땠는지에 따라 생리에 대한 평생의 인상이 달라질 수도 있다.

두 번째는 환경적 요인을 들 수 있다. 생리에 대한 여자아이들의 인식과 태도 형성에는 여러 가지 환경 요소들이 작용한다. 예를 들어 생리를 부정한 것으로 여기는 문화권에서 자란 여자아이들은 일반적으로 초경에 대해 불안 심리와 부정적인 인식을 갖게 된다고 한다. 신성한 제례 의식을 행하는 자리 등에서 부정을 탄다 하여 생리 중인 여성의 접근을 금기시한 습속이 우리나라를 비롯한 다른 많은 나라에 있었다. 게다가 현재 우리에겐 성적으로 조숙한 것을 부정적으로 보는 시각도 있는 게 사실이다.

세 번째로 첫 생리 때 주변의 반응 역시 사춘기 여자아이의 생리에 대한 인식에 큰 영향을 미치는 것으로 조사되었다. 특히 생리를 시작했다고는 하지만 아직 엄마의 절대적인 영향 하에 있는 아이들은 사회적인 관계에 있는 다른 사람들의 반응에 앞서 엄마의 반응을 본능적으로 캐치한다. 수많은 연구들이 보여주는 의미 있는 결과가 있다. 자신의 첫 생리 때 엄마가 기쁜 반응을 보일수록 생리를 대하는 여자아이들의 인식과 태도가 긍정적인 쪽으로 형성된다는 사실이다.

여자아이들이 평생 생리를 밝고 긍정적으로 받아들이기 위해서는 되도록 초경을 시작하기 전, 초경 자체에 대한 의식부터 긍정적인 쪽으로 형성할 필요가 있다. 첫 생리의 느낌과 인상도 되도록 안정적이고 편안하게 만들어 주어야 할 것이다. 주변사람들 역시 아이의 초경에 대해 좋은 반응을 보여주어야 하고 누구보다 엄마의 역할이 중요하다. 이런 사항들을 감안하여 초경에 슬기롭게 대처하기 위한 아이와 엄마의 바람직한 자세를 적어본다.

초경을 대하는 아이와 엄마의 자세

① 미리 준비하자.

초경이 언제 시작될지 그 시점을 정확히 알 수는 없지만, 2차 증상이 발현된 이후 아이의 몸이 초경을 하기 위한 일정한 순서를 밟고 있다는 사실만큼은 약간만 관심을 기울여도 확인이 가능하다. 그런 기미가 조금이라도 보인다면, '아직 어린 아이에게 생리처럼 어른스러운 이야기를 어떻게 하나.'라는 식의 고정관념과 선입견을 버리고, 아이들 나이에 맞는 쉽고 명쾌한 표현으로 생리가 무엇인지, 생리의 불편한 점은 어떤 것인지, 그럼에도 불구하고 생리는 왜 여성에게 중요하고 의미 있는 행사인지에 대해 말해주자. 아이 몸에 어떤 변화가 일어나든 그것은 자연스러운 성장의 한 과정임을 이야기해 주자. 일상 속에서 생각날 때마다 자연스럽게 한 두 개씩 이야기해 주어도 괜찮다. 날짜를 잡아 큰 맘 먹고 하는 이야기는 아이에게도 엄마에게도 부담스러울 수 있다. 어떤 식으로든 아이는 엄마의 이야기를 들으며 생리란 결코 불결하거나 이상한 현상이 아니라는 사실을 암암리에 느낄 것이다.

엄마가 제대로 가르쳐주지 않는다면 아이는 친구를 통해, 혹은 생리에 대해 적힌 인터넷 정보를 통해 단편적으로 지식을 습득할 수밖에 없다. 그렇게 얻은 정보가 아이에게 생리에 대한 긍정적인 개념을 갖게 해준다면 다행이겠지만 만약 그 반대라면 어떻겠는가. 인터넷에 오른 수많은 정보들은 공공성을 띤 것을 빼고는 상업적이거나 흥미 위주로 흐를 위험성이 크다. 물론 대부분의 경우 학교에서도 여자아이들을 위한 성교육이 행해지고 있다. 그러나 학교 교육의 특성상 보편적 원리를 알려주는데 그칠 가능성이 있다. 그에 비해 엄마의 설명은 체험에 의한 구체성, 친근감을 바탕으로 한 신뢰감 면에서 좀 더 피부에 밀접하게 와 닿을 것이다.

초경의 사전 준비와 관련된 연구들에 의하면 초경을 시작하기 전 미리 사전지식을 알고 그 대처법을 학습한 아이일수록 아무런 준비 없이 초경을 맞이한 아이에 비해 초경에 대한 첫 인상이 긍정적이라고 한다. 내 아이가 어느 날 마주친 예상 못한 출혈의 흔적에 무방비하게 노출되어 충격을 받거나 당황하는 것보다 똑같은 상황이라도 미리 알고 침착하게 대응할 수 있게 해주고 싶다면 일찌감치 아이에게 생리가 무엇인지 알려주고, 생리대 사용법 같은 구체적 대응방안을 함께 마련해야 한다.

② 진심어린 축하로 마음을 전하자

아이의 첫 생리를 진심으로 축하해주자. 생리는 아이가 한 사람의 여성으로 성장하기 위한 첫 테이프를 끊은 사건이다. 아이의 생일을 기억하는 것처럼 초경 날짜도 기억하고 기념해주는 것이 바람직하다. 생일이 이 세상에 태어나 하나의 인간으로 출발한 날이라면 초경을 시작한 날은 이제껏 여자아이로 살아온 아이가 한 사람의 여성으로 거듭나는 첫걸음을 디딘 날이기 때문이다.

사실 생리를 기념해주는 것은 일종의 트렌드가 되어가고 있긴 하다. 딸아이의 초경을 축하하며 가족만의 작은 파티를 열기도 한다. 첫 생리를 축하받은 아이들은 스스로 사랑받는 존재임을 느낄 수 있을 것이다. 또한 여성으로서의 성적 정체성에 대해 긍정적인 인식과 태도를 갖게 될 것이다. 초경이라는 신체 발달상의 통과의례에 대한 부모와 지인들의 따뜻한 관심과 축하는 아이의 평생을 관통하는 아름다운 추억으로 간직될 것이다.

그러나 집집마다 생활습관이 다르고 가족 간의 애정을 표시하는 정도와 방식도 다르다. 누군가 초경 기념 파티를 열어줬다고 해서 모두들 똑같은 행동을 해야 하는 것은 아니다. 어떤 아이는 부모가 호들갑스럽게 반응하기보다 담담하고 자연스럽게 대해주는 것을 더 편안해할 수도 있기 때문이다. 보다 중요한 것은 아이의 생리를 축하해주는 가족과 엄마의 마음이다. 아이에게 꽃 한 송이와 함께 가족 모두의 마음이 담긴 카드를 한 장 보내주든, 가족끼리 조촐한 외식이나 여행을 하든 아이에게 따뜻한 사랑과 관심이 전달되도록 노력해보자.

③ 아이와 생리라는 공감대로 소통하고 세상에서 둘도 없는 생리 멘토이며 카운슬러가 되자.

책의 앞부분에서 잠깐 언급한 것처럼 아이가 사춘기일 때 공교롭게도 엄마는 갱년기일 경우가 적지 않다. 막 독립심이 싹 트기 시작하면서 자의식이 강해진 딸은 이제껏 엄마가 시키는 대로 고분고분 말 잘 듣던 그아이가 더 이상 아닐 수 있다. 엄마 역시 가임기를 마쳐가는 착잡함과 신체 기능의 저하로 인해 스스로의 몸을 추스르는 것조차 힘겨울 것이다. 양쪽 모두 호르몬 분비의 불균형으로 인한 생리의 불안정성과 그에 따른 심리적 불안감으로 예민해질 대로 예민해진 상태이다. 그러나 어쩌면 그런 두 사람을 이어주는 가장 좋은 매개체는 남자라면 절대 이해할 수 없는 생리라는 공감대일 수 있다. 소제목이 너무 거창하지만 적어도 생리 문제에 있어서만큼은 세상 그 누구보다 친근한 상담자요 친구가 되면 된다.

초경 징후…,
미리 알고 준비하기

아이가 첫 생리를 미리 준비하게 하려면 구체적인 정보를 알려줄 필요가 있다. 특히 생리혈을 처리할 수 있는 생리대를 미리 준비하도록 하고 위생팬티와 속바지 등도 구입해 갖춰놓는 것이 좋다. 초경과 생리를 위해 알고 있어야 할 필수 정보와 주의사항을 정리해본다.

생리대 종류와 사용법 알기

일회용 생리대

여러 가지 생리대의 종류 중 현재 가장 많이 쓰인다. 접착테이프가 붙은 면을 속옷에 부착해 사용하며 생리혈의 양을 기준으로 소, 중, 대 등의 크기로 나누어져 있다. 취침 시나 양이 많은 날에는 오버나이트 제품을 쓰면 된다. 최근에는 오버나이트보다 한 단계 더 나아가 생리혈이 옆이나 뒤로 새는 것을 막아주는 팬티형 생리대도 시판되고 있다. 쉽게 사용하고 버릴 수 있다는 편리성이 뛰어나고, 화학물질에 의한 흡수력으로 생리혈이 바깥으로 잘 새어나오지 않아 학교나 사회생활 시 안심하고 쓸 수 있다는 장점이 있다.

탐폰

탐폰은 솜뭉치 모양의 흡수체를 질 안에 삽입하여 생리혈을 흡수하는 생리용품이다. 사용 후에는 질 바깥쪽으로 늘어진 줄을 잡아당겨 제거할 수 있다. 운동이나 여행 등 활동적인 일을 해야 하는 상황에 적합하고 착용 후 온천욕이나 수영을 하는 것도 가능하다.

그러나 몸 안으로 직접 삽입하는 것인 만큼 사용 전 반드시 손을 씻는 등 위생적으로 다루어야 한다. 또한 강한 흡수력으로 인해 장시간 사용하면 질 내부가 지나치게 건조해질 수 있으므로 되도록이면 2~4시간마다 교체해주는 것이 바람직하다. 물속에 들어갔다 나왔을 경우에도 오염 등을 막기 위해 즉시 제거해줘야 한다. 드물게 탐폰의 사용으로 인해 고열, 복통, 구토, 설사와 홍반성 발진 등이 나타나면 독성쇼크증후군(TSS)의 우려가 있으므로 즉시 탐폰을 제거한 후 전문의의 진료를 받아야 한다. 탐폰은 질 속에 직접 삽입하는 방식이어서 사춘기 청소년이 사용하기에는 조심스럽다는 의견도 있고, 특별히 문제가 없다는 의견도 있으니 엄마와 아이가 서로 의견을 교환하여 사용여부를 결정하는 것이 바람직하다.

면 생리대

일회용 생리대가 개발되기 전에는 대부분 면 생리대를 사용했다. 면 생리대는 한 번 사용 후 세탁해서 여러 번 쓸 수 있다는 장점이 있다. 그러나 쓰고 난 생리대를 일일이 세탁 후 말려 사용해야 하는 불편함이 있었다. 또한 흡수력의 한계로 생리혈이 밖으로 새어나올 수 있다는 불안감도 있어 그런 단점들을 보완한 일회용 생리대로 완전히 대체되었다.

그런데 최근 들어 다시 면 생리대를 찾는 사람이 늘고 있다. 일회용 생리대 속 화학성분의 유해성에 관심이 집중되고 있기 때문이다. 흡수성을 높여 생리혈을 새지 않게 만들기 위한 성분들은 접촉성 피부염이나 가려움증, 습진 등 각종 피부 트러블을 일으키고 질염과 생리통의 원인이 된다는 의견이 나오고 있다. 이런 사회적 분위기와 맞물려 여러 가지 불편을 감수하고라도 다시금 친환경적인 천연 면 섬유를 사용하려는 움직임이 일고 있는 것이다.

면 생리대는 동대문시장 등 옷감전문시장이나 인터넷 구매를 통해 광목, 소창, 융 등의 옷감을 직접 사서 생리대 모양으로 만들어 쓸 수 있다. 양 많은 날 생리혈이 새어나오는 게 불안하다면 방수천을 생리대 중간 부분에 덧대면 된다. 좀 더 편리하게 사용하려면 한살림이나 아이쿱 자연드림 등 전문 친환경업체나 면 생리대 전문업체에서 구입할 수도 있다.

과거에 사용되던 재래식 면 생리대는 긴 천을 가운데가 두툼하도록 접어 사용했다. 요즘 판매되는 면 생리대는 예전과 달리 일회용 생리대처럼 일정한 모양을 갖춘 것이 대부분이다. 샘 방지용 날개형으로 재단된 것은 양 날개 끝에 스냅(똑딱)단추가 달려있기 때문에 생리혈이 옆으로 새어나오는 것을 막아준다. 일회용 생리대의 편리함을 취하면서도 살갗에 닿는 부분만 유기농 면 등으로 만든 절충형의 일회용 면 생리대가 나와 있기도 하다. 그러나 이런 제품들은 대부분 가격 부담이 큰 편이다. 면 생리대를 사용해본 사람들의 반응을 살펴보면 화학성분과 생리혈이 만나며 발생하는 특유의 냄새가 없고, 짓무름이나 쓸림 등 피부트러블이 없다는 내용이 주를 이룬다.

면 생리대는 세탁에 주의를 기울여야 세균이나 곰팡이 감염 없이 오래도록 위생적으로 사용할 수 있다. 또한 혈액이 직접 닿기 때문에 공을 들여 세탁하지 않으면 붉은 자국이 완전히 지워지지 않는다. 면 생리대 세탁과 관리 방법을 알아보자.

면 생리대 세탁법

① 사용 후의 생리대를 찬 물에 먼저 헹구어 내는 초벌빨래를 한다.

② 대야에 생리대가 잠길 정도로 물을 붓고 세제를 넣어 6-7시간 정도 담가 놓는다.

③ 미지근한 물로 세제를 가볍게 한 번 헹궈낸 후 세탁한다.

④ 햇볕에 널어 건조시킨다.

세탁시 주의사항

① 초벌 세탁 시 절대로 뜨거운 물을 사용해서는 안 된다. 뜨거운 물은 혈액 중의 단백질 성분을 응고시키기 때문이다.

② 혈액 자국을 빼기 위해 물에 담가놓는 과정에서 시간이 너무 오래 지체되면 세균 번식의 우려가 있으므로 주의한다.

③ 세탁이 다 끝난 후에도 얼룩이 남으면 EM세제나 과탄산소다를 활용해보자.

생리컵

일회용 생리대의 독성이 주목받기 시작하면서 그 대안으로 면 생리대와 함께 인체에 무해한 실리콘 재질로 만들어진 생리컵이 등장했다. 생리컵은 총 길이가 약 5~6cm, 컵의 지름이 약 4cm 정도 되는 부드러운 컵 모양이며 질 안에 삽입해서 생리혈을 받아내는 방식으로 사용한다. 생리량이 많은 날은 한 번 삽입 후 약 3~4시간 경과 후마다 갈아줘야 하며 양이 적을 때는 10~12시간 만에 갈아도 된다. 사용 후에는 뜨거운 물로 세척하거나 끓는 물로 소독하여 재사용하며 관리를 잘 한다면 몇 년 동안 사용이 가능하기 때문에 경제적인 기구이기도 하다. 여러 종류의 사이즈가 있으므로 깨끗한 검지손가락을 질 안에 삽입하여 자궁경부까지의 길이를 정확히 파악하고 평소 생리량 등을 고려하여 자신에게 알맞은 크기를 골라야 한다.

착용은 생리컵을 작은 형태로 접어 질 속에 삽입한 후 컵을 잡고 있던 손을 놓아 잘 펴지도록 해주면 된다. 질 내부에서 펴진 생리컵은 질 벽에 밀착되어 거의 진공상태가 유지되면서 생리혈이 밖으로 새지 않게 만들어준다. 제거할 때는 생리컵의 밑 부분을 살짝 눌러 진공상태를 해소한 후 생리혈이 새지 않도록 조심스레 빼낸다.

생리컵은 생리혈이 잘 새지 않고 생리 중에도 수영 등 운동이 가능하며 일회용생리대로 인해 발생하는 접촉성 피부염이나 알레르기 등이 없다는 장점이 있다. 그러나 사람에 따라서는 실리콘 자체가 알레르기를 일으키기도 하고, 세척 및 보관 과정에서 컵이 오염되거나 질 내의 염증이 있을 경우 예상치 못할 감염이 발생할 우려가 있다. 또한 사춘기 여자아이나 출산 경험이 없는 미혼여성의 경우에는 질의 길이를 측정하는 게 쉽지 않고, 컵의 삽입 및 제거의 과정이 여의치 않을 가능성이 있기 때문에 전문의와 상의하여 신중하게 접근하는 편이 바람직할 것이다.

띵스(Thinx)팬티

미국의 스타트업 띵스(Thinx)에서 개발하여 특허를 받은 띵스팬티는 팬티 자체가 생리혈을 흡수하기 때문에 생리대를 하지 않아도 되는 기능성 속옷이다. 찬물에 세탁한 후 말려서 재사용할 수 있어 반영구적이기도 하다. 피부에 직접 닿는 부분은 항균 처리된 면으로 통기성과 흡습성이 있고, 중간 부분은 흡수력을 지닌 옷감 층으로 이루어져 있으며 바깥층은 생리혈이 외부로 새어나가는 걸 막는 섬유로 구성되어있다. 띵스팬티의 장점은 활동성이 뛰어나 체육수업이나 외부 활동 등에 유용하게 쓸 수 있다. 또한 면 생리대에 비해 비교적 세탁이 간단한 편이어서 아이들이 사용하기에도 불편하지 않다. 그러나 세탁 시 표백제와 섬유유연제 사용을 주의하여야 한다. 바이러스와 세균을 막아주는 섬유 자체의 항균작용이 제거될 수 있기 때문이다.

사용해본 이들은 대체적으로 띵스팬티가 생리혈의 흡습성이나 흡수력이 뛰어나긴 하지만 순간흡수력 면에서 다소 시간이 지체되는 경향이 있다고 지적한다. 그런 이유로 생리량이 많은 날은 일회용생리대를 쓰고 보통 때는 띵스팬티를 사용하는 절충형 패턴에 적합하다.

일회용 생리대에 발암물질이?
안전한 생리대 사용하기

최근 들어 일회용 생리대에 사용되는 화학물질의 유해성이 사회적 이슈가 되고 있다. 그런 유독성 물질들이 더욱 치명적인 이유는 생리가 지속되는 약 35년~40년에 이르는 긴 기간 동안 매달 적어도 3~7일 정도는 생리대를 피부에 밀착한 상태로 사용해야 하기 때문이다. 또한 탐폰처럼 질 내에 삽입하는 일회용 생리용품에 유해물질이 포함되어있을 경우, 혈관과 림프관이 복잡하게 얽혀있는 질 내 조직을 통해 유독한 성분이 직접 몸의 순환계로 흡수될 가능성이 있어 훨씬 위험한 양상을 띤다. 여성이라면 누구든 생리대가 주는 독성에 고스란히 노출될 수밖에 없다는 의미이다. 화학물질로 인해 생리통과 피부염, 가려움증이 유발된다는 사실을 잘 몰랐던 여성들은 이제껏 매달 그런 현상을 겪는다 해도 일회용 생리대를 의심해보지 않고 살았다. 늦었지만 이제라도 그 위험성이 널리 알려져 다행인 감이 있다. 그렇다면 구체적으로 일회용 생리대의 어떤 점이 인체에 해가 되는 것일까.

일회용 생리대에 발암물질이?

여성환경연대 등이 현재 시중에서 판매되고 있는 생리대들을 대상으로 조사하여 분석해본 결과, 1군 발암물질인 트리클로로에틸렌을 비롯하여 피부에 직접 접촉하거나 호흡기로 흡입할 때 신경계 장애를 일으키는 휘발성유기화합물 등 약 22종의 유해물질이 검출되었다. 휘발성유기화합물(VOCs)은 스모그와 악취를 유발하는 대기오염물질이며 발암성 유독 물질이다. 자동차배기가스와 접착제, 페인트나 카펫, 벽지 등 건축자재, 세탁소의 드라이클리닝, 인쇄 작업 등에서 발생한다.

생리대의 유해물질은 주로 접착제 성분에 의한 것으로 추측되고 있다. 생리대를 구성하는 성분인 흡수체나 방수가공된 재질 역시 어떤 부작용이 있을지 알 수 없다. 피부에 와 닿는 면을 천연 섬유로 만든 생리대라 해도 그 섬유에 잔류해있는 농약 성분이나 표백제, 인공 향료 등의 위험성도 간과할 수 없을 것이다.

독성쇼크증후군(TSS)이 주는 경고

독성쇼크증후군(TSS)이란 황색포도상구균 등 특정 종류의 세균이 혈관을 침범하여 독소를 분비할 때 발생하는 감염성 질환이다. 감염 시 진행 속도가 빨라 장기를 급속히 손상시키며 패혈증으로 인한 쇼크를 일으켜 생명이 위독해질 수도 있기 때문에 반드시 응급치료를 받아야 한다.

황색포도상구균에 의한 중독은 보통 상처나 수술부위 등을 통해 감염되므로 여성에게만 발생하는 것은 아니다. 그러나 독성쇼크증후군을 일으키는 환자의 절반 이상이 생리 때 탐폰을 사용 중인 여성인 까닭에 탐폰 증후군으로 더 잘 알려져 있다. 탐폰을 지나치게 오랜 시간 착용하면 그 흡수력으로 인해 질 내부가 건조해지면서 상처가 날 확률이 커진다. 그럴 경우 상처를 통해 황색포도상구균이 혈관 안으로 침범할 가능성도 높아지는 것이다.

독성쇼크증후군의 증상은 고열, 두통, 근육통, 구토, 설사, 홍반성 발진이 나타나며 응급치료를 받지 않고 방치하면 쇼크를 일으킬 수 있다. 또한 저혈압, 심정지 등으로 단 며칠 만에 사망에 이르는 경우도 있다. 한 번 발생한 사람은 재발할 우려가 있어 탐폰 사용을 자제하여야 한다. 따뜻하고 습하며 영양분 많은 혈액을 머금고 있는 탐폰은 그 자체로도 세균을 번식시키는 온상이 되므로 되도록 2~4시간 안에 새 것으로 교체해 주는 것이 좋다.

일회용생리대의 독성으로부터 우리 아이 지키는 법

아직은 일회용생리대의 편리성을 완벽하게 대체할 새로운 대안이 없는 만큼 되도록 일회용 생리대와의 접촉 시간을 줄이는 것이 현재로서는 가장 합리적인 생리대 사용법이라고 할 수 있다. 그런 취지를 토대로 일회용생리대의 독성으로부터 우리 아이를 지키는 현명한 사용법을 알아보자.

안전 생리대 사용법

① 가능하면 화학첨가물이 최소한으로 들어간 편이 몸에는 덜 해로울 것이다. 생리혈의 냄새를 감추기 위한 향이 있는 제품이나 희게 보이기 위한 형광증백 성분이 들어간 제품은 그만큼의 화학첨가물이 하나 더 추가된 것이므로 무향, 무형광 제품을 고르도록 한다.

② 특정 제품을 썼을 때 가려움증이나 발진 같은 알레르기 반응이 있었다

면 그 제품은 피해야 한다.

③ 일회용생리대 속의 화학물질에 의한 피부 트러블이나 세균번식에 의한 감염을 막으려면 생리혈이 흡수된 축축한 상태로 너무 오래 있지 않도록 한다. 가능하면 3~4시간 내에 새로운 생리대로 교체하는 것이 좋다.

④ 학교에 가거나 외부 활동 시에는 일회용 생리대를 사용하고, 집에 돌아오면 면 생리대를 착용하여 될 수 있으면 일회용생리대의 화학물질과 접촉하는 시간을 줄인다.

⑤ 탐폰은 이물감이 없어 깜빡 잊고 교체 시간이 지체되는 경우가 많다. 탐폰 사용 시에는 절대로 장시간 탐폰을 질 내에 방치하지 않아야 한다. 또한 질염이 생겼거나 질 내에 상처가 있을 때 탐폰은 절대 사용하면 안된다.

⑥ 탐폰이나 월경컵을 삽입하거나 제거하기 전에는 먼저 손을 깨끗이 씻어야 한다.

⑦ 탐폰은 활동이 많은 주간에, 일회용생리대와 면 생리대는 야간에 착용하는 등 탐폰의 사용을 최소화하는 절충적 사용이 필요하다.

⑧ 질 내부의 과도한 건조를 방지하기 위해 탐폰은 고흡수성 제품보다 저흡수성 제품을 고르도록 한다.

⑨ 면 생리대라고 해도 무조건 안심은 금물. 되도록 유기농 제품을 구입하도록 한다. 일반 면제품이라면 면 재배 과정에서 사용된 농약의 잔류 가능성이 있으므로 새로 구입했을 때는 사용 전 반드시 약 2~10분간 삶아 혹시 있을지 모르는 유해성분을 제거하는 것이 좋다. 국내 한 연구

결과에 따르면 새 면 생리대의 유독성 화학물질이 일회용 생리대에서 검출되는 양과 비슷하거나 높았으며 이는 삶는 과정을 통해 대부분 제거되었다고 한다.

⑩ 면 생리대는 세탁을 통해 반복 사용하는 과정에서 곰팡이나 세균이 번식할 수 있다. 가끔씩 세탁을 마친 생리대에 비누칠을 한 후 생리대가 잠길 정도로 자작하게 물을 붓고 약 2분간 삶아 사용하면 좀 더 위생적인 관리가 가능하다. 단, 너무 자주 삶으면 옷감이 상한다.

⑪ 면 생리대 역시 일회용 생리대처럼 너무 오래 착용하지 말아야 한다. 생리혈이 묻어있는 상태에서 2～3시간 이상 경과하면 생리대에 닿아있는 체온과 생리혈의 습도가 세균번식에 이상적인 환경이 되기 때문에 그로 인한 각종 독소에 노출될 수 있다.

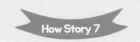

특별한 자궁질환 없이 발생하는
사춘기 딸의 일차성 생리통

치료 당시 고1이었던 예원(가명·17세)이는 중학교 때까지만 해도 반에서 1, 2등을 놓치지 않는 똘똘한 아이였다. 그러나 고등학교에 입학하고 난 이후에는 날이 갈수록 성적이 떨어졌다. 생리통이 극심해진 것이 그 원인이었다. 매달 생리 때가 되면 예원이는 수업을 할 수 없을 정도로 통증이 심했다. 수업을 빠지고 하루 종일 양호실에 누워있어야 했고, 조퇴를 하는 날도 있었다.

수업 시간에는 절대 한 눈을 팔지 않던 예원이의 학교생활에 점점 빈틈이 생기기 시작했다. 수업을 빠지고 나면 지난 번 수업에서 선생님과 아이들 사이에 오갔던 이야기를 모르니 살짝 소외감이 들기도 했다. 그러나 그보다 더 참을 수 없는 것은 시험날 생리가 겹치는 때였다. 배를 쥐어짜는 듯한 아픔이 시작되면 온몸의 신경이 통증에만 집중되기 때문에 다른 일은 신경을 쓸 수조차 없었다. 그런 탓에 지난 번 모의고사에서는 영어 듣기 평가를 전부 틀리고 말았다.

더럭 겁이 난 엄마가 예원이를 데리고 병원에 가보았지만 난소나 자궁에 특별한 이상은 없다는 결과가 나왔다. 그럼에도 불구하고 생리통은 여전히 심했고 그로 인해 성적은 나날이 떨어져갔다. 아이를 도와줄 방법이 없다는 생각에 예원이 엄마도 하루하루 답답한 날들을 보내고 있었다. 그러다 혹시나 하는 기대감에 한의원을 찾게 되었다고 한다.

예원이처럼 자궁과 부속기관에 선천적 기형이나 질환 등 이상이 없는 생리통의 경우는 자궁온열요법과 한약처방을 통해 자궁 내 어혈을 제거해주고 혈액순환을 원활하게 해주는 치료만으로도 통증이 많이 완화된다. 예원이에게는 그런 치료와 함께 약해진 체력을 보강하고 몸 속 균형을 잡아주어 면역력을 길러주는 탕약을 처방했다. 또한 아랫배를 따뜻하게 하고, 찬 음식을 먹지 않으며, 적당한 운동으로 하체의 혈액순환을 돕도록 하는 등의 생활지도를 병행했다. 그 결과 생리통이 현저히 개선되었고, 특별히 수업을 빠지거나 시험에서 방해를 받는 일이 없으니 자연스럽게 성적도 다시 향상되는 좋은 성과를 얻을 수 있었다.

사춘기 생리통과
생리불순

　성인여성의 약 50% 이상이 생리통을 겪고 있다고 알려져 있지만, 사춘기 여아들은 약 90% 정도가 생리통에 시달린다는 통계가 있다. 사춘기에 생리통과 생리불순이 일어나는 이유는 선천적 이상이나 몸의 다른 내분비계 질환에 의한 것을 제외한다면 대부분 자궁이 미성숙하거나 생식기능이 아직 완전하지 않기 때문이다. 생리를 시작했다는 것은 성숙한 어른으로서의 기능을 해낼 수 있게 되었다는 것을 의미한다. 그러나 몸 자체는 아직 성장 발달이 끝난 것은 아니기 때문에 어른만큼 생리가 순조롭게 이루어지기는 힘들다.

　그렇다고 해서 사춘기 시절의 생리통과 생리불순을 마치 피할 수 없는 숙명쯤으로 생각해서는 안 될 것이다. 아이가 생리통으로 인해 감수해야 하는 일상 속의 숱한 불편과 고통을 자연스러운 것이라며

방치해서는 더더욱 안 된다. 한 달에 일주일만 참으면 된다는 생각으로 손쉽게 진통제를 먹게 하는 것도 바람직한 해결책은 아니다.

생리통은 참으면 지나가는 소나기 같은 것이 아니다. 지나치게 극심한 생리통은 몸속에서 이루어지는 여러 가지 작용들의 부조화에 의해 일어나는 일종의 질환이다. 더욱이 자신의 생각과 표현이 미숙한 어린 친구들은 스스로에게 닥친 생리라는 숙제 자체도 버거운데 왜 아프기까지 한 걸까 싶은 혼란감에 빠질 수 있다. 생리통으로 인한 신체적, 정신적 피해는 성장기는 물론 성인이 된 후의 임신과 출산에까지 영향을 미칠 수 있기 때문에 제대로 된 치료와 대처가 필요하다.

한편 생리불순으로 생리량이 과도해지면 빈혈이 오기도 하는데, 이는 한창 성장에 필요한 영양분을 공급받아야 할 사춘기 여자아이의 자궁과 키 성장에 치명적 영향을 끼친다. 빈혈이 지속되면 혈의 부족으로 인한 희발월경과 무월경이 올 수도 있으며 자칫 성인이 되었을 때 불임을 부를 수도 있다. 사춘기는 자궁건강의 기틀이 잘 잡혀야 할 시기이다. 자궁의 기능이 아직 유동적이고 가변적인 만큼 여러 가지 이상 증상을 바로잡아주지 않으면 잘못된 방향으로 발전하여 고질병이 될 수 있다. 반대로 이미 기능이 안정기에 들어선 성인기에 잘못된 기능들을 정상으로 되돌리기는 쉽지 않지만, 이 시기는 조금만 신경을 써주면 자궁 기능이 정상화될 가능성도 그만큼 많은 때이다. 자궁을 꽃에 비교한다면 꽃봉오리에서 꽃이 피기 시작

하는 것을 사춘기 생리라고 표현할 수 있다. 미 개화 된 상태가 오래
가면 그로 인한 신체의 갈등으로 인해 통증과 불순이 뒤따르는 것이
다. 사춘기 생리통과 생리불순의 치료는 꽃이 좀 더 활짝 필 수 있게
도와주는 것이다.

　첫 생리를 시작한 이후 늘 생리통에 시달리는 아이들은 생리란 본
래 불편하고 아픈 것이라는 선입견을 갖고 있을 수 있다. 생리가 원
활해지면 어떤 여성은 생리통을 전혀 안 느끼기도 하고 또 다른 이
는 아랫배에 약간의 불편감을 느끼는 정도로 가볍게 지나간다는 사
실을 상상도 못하는 것이다. 그런 까닭에 가장 가까운 엄마에게조차
스스로 어디가 불편한지, 어떤 양상으로 아픈지에 대해 제대로 말하
지 못할 수 있다. 어른들과는 다른 사춘기 여아들만의 생리통과 생
리불순 치료, 어떻게 접근할까. 우선 반드시 알아두어야 할 치료의
원칙과 함께 치료 방법에 대해 적어본다.

사춘기 생리통과 생리불순 치료의 원칙

① 사춘기 생리통 치료에는 골든타임이 있다

초경이 시작된 이후 첫 1년은 생리통 치료의 골든타임이다. 사춘기는
자궁과 난소가 아직 미성숙하고 생리를 할 수 있도록 만들어주는 몸의
기능이 서투른 시기이다. 호르몬분비의 불균형으로 인해 생리날짜와 간
격, 양 등에서 전반적으로 불안정한 상태가 나타난다. 이런 상태를 방치

하여 굳어지면 성인이 되었을 때 만성적인 생리통과 생리불순에 시달릴 수 있다. 반면 제때 초기 대응을 잘 해주면 건강하고 바른 생리를 할 수 있다. 훗날 건강한 임신과 출산을 가능하게 하는 균형 잡힌 자궁건강의 기틀이 마련되기도 한다. 생리를 갓 시작한 아이의 생리불순 상태가 고질적인 형태로 고정되지 않도록 세심하게 살펴보아야 할 이유이다.

② 사춘기 생리통과 생리불순 치료는 특화된 치료 프로그램을 따라야 한다

사춘기는 정서적, 심리적으로 성인의 시기와 다른 그들만의 특징이 있다. 또한 신체적으로도 과도기적 특성을 지닌다. 아직 한창 성장 중인 나이이므로 올바른 성장을 위해 노력해야 한다. 사춘기 아이들의 생리통과 생리불순은 그들만의 정서적, 신체적 특성을 잘 이해하고 성장을 고려하여 바른 생리를 도와주는 전문적 치료가 반드시 필요하다.

그러한 필요성을 감안하여 최근의 추세는 각 병원마다 성인여성의 부인과 질환과 차별되는 사춘기청소년 전문 클리닉이 속속 개설되고 있다. 선친의 대를 이어 2대째 여성 생리와 불임치료 분야에 오랜 노하우를 지닌 우리 한의원에서도 청소년 생리통과 생리불순 치료에 특화된 전문 클리닉을 운영하고 있다.

사춘기 생리통 때문에
진통제를 복용하다

사춘기 생리통 치료의 첫 걸음, 생리와 친해지기

생리통과 생리불순을 치료하기 위해서는 우선 엄마가 아이에게 생리는 부끄러워하거나 감춰야 할 것이 아니라는 사실을 차분히 설명해준다. 가령 또래 아이보다 일찍 빠른 초경이 왔다 해도 여성이라면 누구나 생리를 하는 거라는 사실과 함께 친구들도 곧 생리를 할 거라는 이야기를 해주며 아이를 안심시켜주는 것이 중요하다. 생리통은 몸 내부에서 일어나는 생물학적 작용에 의한 것일 뿐 아니라 정서적인 면에 의해서도 유발되는 경향이 있다. 아이가 생리를 부끄러운 것, 혹은 혼자 해결해야 하는 막막한 것으로 해석하지 않도록 긍정적인 인식을 주어야 한다. 또한 아이가 생리 자체를 어른이 되어가는 자연스러운 신체변화로 받아들이고 인정할 때 근본적인 생리통의 완화가 가능하다. 마음이 편해지면 몸도 편안해지고 자신의 몸에서 일어나는 통증과 불편 증상들을 차분히 바라보고 대응할 수 있게 된다.

마음을 열고 나누는 아이와 엄마의 생리토크

다음 단계로 아이와 생리에 관해 부담 없이 이야기를 나누어본다. 생리토크는 어려운 게 아니다. 소소한 일상의 이야기로 수다를 나누며 엄마의 초경과 현재까지의 생리 경험을 아이와 공유하면 된다. 자신이 처음 생리를 시작했을 때의 감정이 어땠는지, 어떤 상황이었는지 등을 진술하고 편안하게 풀어놓은 후, 아이가 생리에 대해 느끼는 것들을 차분하게 들어주자. 우선 생리기간에 몸에 어떤 불편한 일들이 일어나는지 물어보자. 머리나 배가 아프다든지, 하루 종일 잠이 오거나 만사에 짜증이 나는 등 증상은 다양하게 나타날 수 있다.

이때 반드시 주의해야 할 점이 있다. 우선 아이의 생리에 대한 불편감이나 생리통을 단순히 엄살로 치부하지 말아야한다. 엄마들 중에는 아이가 표현한 증상들에 대해 "다들 겪는 걸 왜 너만 그러니? 약 먹고 좀 참으면 되지."라는 식으로 이야기하는 경우가 의외로 많다. 오랜 시간 동안 매달 한 번씩 생리를 겪어 와서 이제는 생리로 인한 여러 불편 증상들이 몹시 익숙해진 성인들과 이제 갓 증상을 겪게 된 아이들의 생리통에 대한 민감도는 천지차이일 것이다.

더욱 문제가 될 수 있는 것은 아이가 통증이 심하지만 엄마는 생리통을 한 번도 못 느껴본 경우이다. 이 경우 엄마는 쥐어짜듯 격렬한 통증과 함께 우울감까지 동반되는 생리통이란 것의 양상을 전혀 짐작할 수 없기 때문에 같은 여자라고 해도 아이의 고통을 이해하기 힘들다. 아이가 매달 호소하는 생리통에 대해 참을성이 부족하다고만 생각할 가능성이 큰 것이다. 그런 엄마의 반응을 본 후 '생리통이란 누구에게나 있는 것이니 혼자만 생리통을 호소하는 것은 유난스러운 일인가 보다.'라는 생각을 갖게 된 아이가 고통을 마냥 참게만

138

된다면 혹시라도 자궁과 난소의 큰 병을 키울 수도 있다.

앞의 장에서 언급한 사항을 다시 떠올려보자. 생리통은 생리주기와 관련해서 나타나는 주기적인 골반의 통증이다. 골반 장기의 이상 소견이 없이 나타나는 일반 생리통을 원발성 생리통이라고 하며 골반장기에 이상이 생겨 발생하는 생리통을 속발성 생리통이라 한다. 이중 보다 주의해서 살펴보아야 할 것이 속발성 생리통이다. 자궁내막증, 난관염, 골반염, 자궁선근증, 난소 낭종 등이 원인일 경우가 많기 때문이다. 그런 이유로 아이가 심한 생리통이 있다면 일단 전문의의 진단을 받아보는 것이 좋다. 그리고 자신의 몸의 상태에 대해 아이가 평소 엄마에게 편하게 이것저것 말할 수 있는 분위기를 만들어주는 것은 자궁과 부속기관의 이상 징후를 미리 발견하는데 많은 도움이 된다.

생리통과 진통제

통증은 우리 몸이 보내는 일종의 신호이다. 상처가 났거나 세균이나 바이러스가 침범해 항체반응이 일어나고 있다든지, 몸 안에 적체되고 뭉친 것이 있어 원활하게 이루어져야 할 기능이 못 일어난다든지 하는 경우 몸은 통증으로 신호를 보낸다. 생리통 역시 마찬가지이다. 생리통은 자궁이 보내는 SOS신호라고 할 수 있다. 만약 이 신호를 무시한다면 어떻게 될까. 제 때 적절하게 통증을 없애주고, 통증이 일어난 부위에 신경을 기울여 살펴주지 않으면 몸은 자기방어력을 잃을 정도로 큰 병이 들게 된다.

몸의 이상을 알리는 통증은 워낙 강렬한 신호이기 때문에 대부분의 사람들은 통증을 없애기 위해 무언가 대처를 하게 마련이다. 특히 극심한 생리통에 대한 가장 손쉬운 대처는 진통제를 복용하는 일이다. 진통제는 과연 통증을 없애는 근본 치료가 될 수 있을까? 안타깝게도 그렇지 않다. 진통제는 통증 자체만을 없앨 뿐 생리통을 치료하는 효과는 없기 때문이다.

생리통을 일으키는 물질은 프로스타글란딘이다. 그러나 프로스타글란딘이 분비되는 이유는 통증 유발을 위한 것은 아니다. 프로스타글란딘은 자궁의 평활근을 수축시켜 생리혈이 잘 배출될 수 있도록 돕는 역할을 한다. 통증은 그 과정의 부수적인 증상인 것이다. 진통제는 프로스타글란딘의 분비를 억제하는 방식으로 통증을 없앤다. 사실은 몸에 꼭 필요하기 때문에 분비되는 물질을 강제로 막아버리는 격이다. 그런 식의 대처는 어떤 결과를 가져올까. 제대로 배출되지 못한 생리혈이 고이며 어혈을 만들게 된다.

물론 그렇다고 진통제 사용을 막기는 힘들다. 진통제는 생리통의 고통을 없애준다. 본인 외에는 절대 알 수 없는 지긋지긋한 통증을 제거해주니 당장의 위안이 되어주긴 하는 것이다. 하지만 생리통이 올 때마다 매번 진통제를 먹게 되면 몸에서 여러 가지 문제가 발생한다는 사실을 명심해야 한다. 진통제는 복용할수록 진통효과가 떨어지는 경향이 있다. 마치 항생제를 장기 복용하면 세균이 항생제에 내성이 생기는 것처럼 진통제 역시 처음에는 한 알만으로 충분했다 해도 회를 거듭할수록 두 개 세 개로 늘게 되고 점차 더욱 많은 양을 먹어야 할 수도 있다.

진통제의 주기적인 복용은 자궁 내 어혈을 더욱 심화시키는 요인이 되며 정상적인 배란에도 좋지 않은 영향을 미치게 된다. 진통제의 양이 늘어날수록 프로스타글란딘도 정상적으로 분비되기 힘들고, 어혈은 점점 더 심각하게 쌓여만 갈 것이다. 한의학에서는 어혈이 지나치게 쌓이면 극심한 생리통과 생리불순이 일어나고 심하면 생리기능의 실조를 부른다고 보고 있다.

또한 진통제는 또 다른 측면의 부작용을 부르기도 한다. 진통제의 상습 복용은 오심, 소화불량, 설사와 같은 위장관 증상을 일으킬 수 있다. 진통제의 한 종류인 아스피린(아세틸살리실산) 제제에 과민반응을 보이는 체질의 사람에게는 치명적 위장관 출혈을 일으킬 수 있으므로 그런 경우 당장 복용을 중단해야 한다.

근본적으로 생리통이 일어나는 이유는 자궁의 건강상태에 어떤 식으로든 문제가 있다는 의미이다. 진통제를 복용하기 전에 먼저 아이의 자궁건강을 체크하고 통증을 일으키는 근원적인 문제점을 해결하는 편이 바람직하다.

사춘기 생리통,
생리불순의 한방치료법

사춘기 생리통과 생리불순 한방 치료는 아직 생리를 주관하는 뇌 기능과 자궁 및 난소 기능이 미숙하거나, 잘못된 생활습관과 건강의 이상으로 인해 발생하는 사춘기 여자아이의 생리통과 생리불순 증상에 대해 몸속 호르몬과 체질적 불균형을 바로잡아 균형 잡힌 건강 상태를 유지시킴으로써 성인이 되었을 때 바른 생리를 하고, 임신 및 출산 기능이 정상적으로 이루어질 수 있도록 대비하는 것에 목적이 있다.

그런 목적을 효과적으로 달성하기 위해서는 청소년 생리만의 특성을 명확히 이해하고 감안한 치료 원칙과 과정이 필수이다. 내 경우 한방 사춘기 생리통과 생리불순 치료는 다음 네 가지 사항을 치료의 원칙으로 삼고 있다.

한방 사춘기 생리통과 생리불순 치료 원칙

① 생리통의 근원 치료와 맞춤 치료가 정답이다.

② 생리통과 생리불순 치료는 생활습관치료가 병행되어야 한다.

③ 청소년 생리통과 생리불순은 성장을 염두에 둔 치료여야 한다.

④ 학습이 중요한 청소년기의 뇌기능 활성화를 고려한 치료가 필요하다.

각각의 치료 원칙에는 어떤 의미가 숨어있는지 풀어보자.

① 생리통의 근원 치료와 맞춤 치료가 정답이다

생리통은 생리혈을 배출하기 위한 자궁의 수축 작용과 관계가 있기 때문에 자궁의 모양이나 위치 등에 의해 각각 다른 양상을 보인다. 또한 각 개인의 신체 내부의 기능과 상태에 따라 똑같은 아픔이라 해도 그 발생 원인이 다를 수 있다. 진료와 상담을 통해 자궁과 골반강 내에 원인 질환이 있는지, 어혈과 생리통을 유발하는 특정 원인이 있는 것은 아닌지 여부를 진단한 후, 일괄적이고 동일한 치료보다는 개인의 체질에 맞는 처방으로 치료하는 한의학적 접근이 보다 효과적일 수 있다. 천편일률적인 보약이나 영양제의 남용은 치료의 핵심을 빗겨간 바람직하지 않은 접근이다.

② 생리통과 생리불순 치료는 생활습관치료가 병행되어야 한다

사춘기 여자아이의 생리통과 생리불순은 자궁 발달과 생리기능이 미숙한 것이 원인이기도 하지만, 평소 식생활, 운동부족, 수면 등 생활 습관에 의해 체질적 불균형이 일어나면서 발생하게 된다. 또한 생리통의 경우 단순히 신체적인 문제 뿐 아니라 체력 저하나 심리적인 면 등이 원인이 되기도 한다. 적절한 처방 및 치료와 함께 올바른 생활습관을 가져야 완전한 치료가 이루어진다. 보다 근원적인 원인의 제거와 체내 불균형의 재발을 막기 위해서는 반드시 전문 상담사

의 지도를 통한 생활습관치료가 병행되어야 한다.

③ 청소년 생리통과 생리불순은 바른 성장을 염두에 둔 치료여야 한다

사춘기 여아들의 경우는 2차 성징의 발현 및 성장이 진행 중인 상태이다. 아이가 성인이 되어서도 생리통에 시달리지 않고 생리불순 없는 건강한 생리를 하려면 일시적 치료보다는 저하된 체온을 높이고 기혈의 순환을 원활하게 하는 등 체내 불균형을 바로잡는 근원적 치료를 통해 점진적으로 통증을 감소시켜 나가면서 순조로운 생리를 꾀하는 방식을 사용해야 한다. 또한 아직 발달이 부진한 다른 장기와 자궁 기관들의 정상적인 발달을 돕고 키 성장을 이루도록 하는 성장 치료도 필수이다.

④ 학습이 중요한 청소년기의 뇌기능 활성화를 고려한 치료가 필요하다

생리통과 생리불순은 체력을 약화시키고 집중력 저하 등 뇌기능을 떨어뜨려 사춘기 여자아이의 학습부진의 원인이 될 수 있다. 체질에 맞는 처방으로 호르몬 불균형을 바로잡고 체력을 보강하는 등의 치료로 뇌기능을 활성화시켜 학습 능력을 끌어올려주는 도움이 있어야 한다.

본격적인 치료는 그러한 네 가지 원칙들을 염두에 두고 체내 불균형을 해소하는 각각의 체질에 맞는 처방과 함께 자체 면역력 향상을

위한 처방, 뇌기능의 활성화와 자궁의 기혈순환에 집중한 처방으로 시작된다. 또한 아이의 제반 상황과 건강상태에 따라 맞춰나가며 점진적으로 각 단계에 맞는 치료가 시행되며 자궁과 난소를 담고 있는 골반의 틀어짐을 개선하는 방법, 상담을 통한 생활습관 개선 치료 등을 병행하여 사춘기 생리통과 생리불순을 바로잡게 된다.

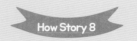
생리기간만 겹치면
전교 1등을 놓치는 우등생 윤진이

한의원 치료를 받기 시작할 당시 중학생이던 조윤진(가명 · 16세) 학생은 초등학교 때부터 교육청 영재교육원에 다니며 늘 전교 상위권의 성적을 유지했었다. 총명하고 모범적인 아이여서 부모님도 선생님들도 윤진이의 앞날에 대한 기대가 큰 편이다. 그러나 주변 모두가 알아주는 윤진이의 실력이 주춤하며 불안해지는 시기가 있다. 바로 시험과 생리기간이 겹칠 때이다.

윤진이는 초등학교 6학년 때 생리를 시작한 이후 줄곧 21일 주기를 유지했었다. 그러다 보니 한 달에 생리를 두 번 하는 때도 있었다. 주기가 비교적 짧은 편이지만 정상적인 범주인 21~35일 사이에 애매하게 걸쳐있기 때문에 엄마도 일단은 특별한 치료 없이 지켜볼 수밖에 없었다. 간간이 생리통도 있었지만 주변 친구들도 다들 그러니 크게 문제로 여기진 않았다. 학교와 학원 스케줄로 바빠 병원 갈 시간이 없기도 했다. 아이가 유난히 힘들어하긴 했으나 공부를 너무 열심히 하는 바람에 몸이 약해져 그런가보다 생각하며 건강식품만 챙겨 먹이는 정도였다.

그러나 점점 시일이 지나며 윤진이는 생리 기간만 되면 어지럼증이 생겼다. 평소 같으면 선명하게 파악되던 학습 내용도 이상하게 그날만 되면 머릿속이 멍해지며 체계적인 정리가 이루어지지 않았다. 그러다보니 생리기간과 시험기간이 겹치면 혹시 실수라도 하지 않을까 하는 불안감이 앞섰고 실제로도 실력발휘가 제대로 안 되며 성적이 떨어졌다. 더욱 문제가 된 것은 잦은 생리로 인해 발생한 후유증이다. 어느 날 어지럼증이 심해지며 쓰러진 윤진이는 병원에서 빈혈이라는 진단과 함께 철분 처방을 받게 된 것이다.

이후 한방 치료를 받게 된 윤진이는 전형적인 생리주기 학습장애 증상에 시달리는 경우였다. 이 경우 생리주기가 바뀌지 않는 한 철분 섭취는 근본적인 치료법이 아니다. 체질상의 불균형을 바로잡아 생리주기를 조금만 더 늦출 수 있다면 굳이 빈혈약을 먹지 않아도 되기 때문이다. 머리가 좋고 세심한 성격의 윤진이는 뇌의 과도한 사용으로 인해 비장 기능이 취약해질 우려가 있는 체질이었다. 또한 평소 열이 많아 자칫 혈에 열이 스밀 위험성도 다분했다. 피의 흐름을 제어하는 비장이 허하고 혈열이 있으면 생리주기가 짧아지면서 생리량도 많아질 수 있다.

윤진이는 비위 기능을 도와 기혈을 보충하고 한열의 균형을 맞춰주는 처방으로 6개월 동안 치료를 했다. 그 결과 생리 기간과 생리량이 적절한 수준까지 좋아졌으며 생리통도 호전되었다. 현재까지 계속 관찰하며 상태를 체크 중인데 최근 2년 동안은 특별한 이상 없이 생리가 원활하게 이루어지고 있으며 공부에 대한 자신감도 되찾아 예전처럼 전교권의 성적을 유지 중이다.

생리주기 학습장애와 유형

우리나라 청소년과 부모들에게 학교 성적과 입시는 일상의 가장 큰 화두라고 해도 과언이 아니다. 부모들은 아이의 입시를 위해 주거지를 옮기기도 하고, 수입의 많은 부분을 교육비로 지출하기도 한다. 아이가 공부와 성적 때문에 힘들어하는 모습을 보면 성적이 인생에서 차지하는 비중은 그리 크지 않다고 외치며 아이를 공부의 고통에서 훨훨 벗어나게 해주고 싶은 호기로운 마음은 누구나 있을 것이다. 그러나 그것이 옳은 현상이건 아니건 간에 청소년기란 공부든 독서든 아니면 자기만의 독특한 기술이나 남다른 경험이든 긴 인생을 위한 수련의 시기인 것만은 부인할 수 없을 것이다. 게다가 나를 비롯한 대부분의 사춘기 아이를 둔 엄마라면 당장 공부에 힘들어하는 아이를 옆에서 보며 아이의 성적 향상에 무어라도 도움이 되고싶은 마음이 간절해지는 게 인지상정이다.

그런데 그런 마음에도 아랑곳없이 내 아이가 초경을 시작한 사춘기 여자아이라는 이유만으로 공부에 지장을 받아야 한다면 어떨까. 사춘기 여자아이들의 생리전증후군의 하나인 집중력 장애는 학습에 지장을 줄 수 있다. 생리통 때문에 공부와 시험에 방해를 받는 '생리통 학습장애'를 겪어 성적이 떨어지기도 한다. 아직 생리를 시작하지 않은 다른 아이들이나 남학생들은 별다른 지장 없이 공부에만 열중하는데 혼자만 생리로 인한 체력저하와 학습장애의 고통을 받는다면 아무래도 치열한 학업경쟁에서 뒤처질 수밖에 없다. 이처럼 생리로 인해 학습에 지장을 받는 증상을 생리주기 학습장애라고 한다. 생리주기 학습장애의 주요증상들은 다음과 같다.

생리주기 학습장애의 주요 증상들

① 초경을 시작한 이후 시험 문제 풀이에 실수가 잦아졌다.

② 생리 때가 다가오면 공부에 방해가 될 정도로 졸음이 온다.

③ 주변 사람들의 말 한마디에도 거슬리고 짜증이 나며 신경이 예민해져서 공부에 집중하기가 힘들다.

④ 공부시간은 늘었지만 성적은 오히려 떨어지기만 한다.

⑤ 시험 당일에 공부한 내용이 기억나지 않아 제 실력을 발휘하지 못한다.

⑥ 생리량이 많아 빈혈 증세가 느껴진다.

⑦ 생리하기 전 허리나 아랫배의 통증으로 의자에 앉아있기 힘들다.

요즘 아이가 분명 열심히 공부를 하고 있음에도 불구하고 성적이 잘 나오지 않거나 오히려 떨어진 경우, 이상하게 공부에 집중을 못 하고 주의가 산만해 보인다면 생리주기 학습장애를 의심해 보아야 한다.

생리주기 학습장애의 유형

생리주기 학습장애는 생리전증후군(PMS) 학습장애와 생리통 학습장애, 그리고 생리불순 학습장애와 호르몬 학습장애의 네 가지 유형으로 나눌 수 있다. 각각의 유형에 대해 살펴보자.

생리전증후군(PMS) 학습장애

생리전증후군이란 생리를 시작하기 전에 반복적, 주기적으로 나타나는 일련의 정신적·신체적 행동적 증상들이다. 대개 생리 시작일의 약 7~10일 전에 나타나며 생리가 시작되면 증상이 없어진다. 생리전증후군보다 훨씬 일상에 지장을 주며 치료를 받아야만 할 정도로 심각한 증상인 월경전불쾌장애(PMDD) 역시 드물긴 하지만 내 딸이라고 해서 그와 같은 증세에 예외일 수는 없을 것이다.

생리전증후군은 개인별로 증상의 차이가 있지만 대부분 불안, 초조, 무기력증과 우울감 등의 정신적 증상이 느껴지며 주의력 분산과 집중력 장애, 두통, 소화불량, 변비, 부종, 유방통, 과도한 식욕과 갈증, 여드름 등의 신체적 증상과 함께 피로감, 불면증, 어지럼증, 특정한 음식에 대한 탐닉이나 과식 같은 행동적 증상을 호소하게 된다.

가임기 여성이 평생 동안 생리전증후군을 겪게 되는 시간을 날짜로 환산하면 약 3천일 정도에 해당한다. 그중 본격적인 입시가 시작되는 중학교 1학년부터 고등학교 3학년까지의 6년은 약 500일로 환산할 수 있다. 이 기간 동안 사춘기 여자아이들은 몸도 마음도 안정을 찾지 못하고 컨디션도 저하되어 시험공부에 집중할 수 없는 것이다. 평소 운동 부족으로 체력마저 떨어져있는 상태라면 생리전증후군이 더욱 심하게 나타나게 된다. 시험 전 단 며칠만 공부 시간을 손해 봐도 성적에 영향을 받는 요즘 아이들로서는 생리전증후군이 치명적인 학업 성취도 저하의 원인이 될 수 있는 것이다. 내 딸도 혹시 생리전증후군에 시달리고 있는지 체크해보자.

혹시 내 딸도? PMS 체크 포인트

생리기간 전 감정 조절을 못하고 신경질이 늘었다. ☐

생리기간 전 우울해한다. ☐

생리기간 전 의욕이 없고 만사 귀찮아한다. ☐

생리기간 전 쉽게 화를 낸다. ☐

생리기간 전 집중력이 떨어져 공부하는 시간이 짧아진다. ☐

생리기간 전 초조해한다. ☐

생리기간 전 두통을 호소한다.	☐
생리기간 전 어깨 결림, 허리 통증을 호소한다.	☐
생리기간 전 자주 졸고 있다.	☐
생리기간 전 잠을 설치고 불면증을 겪기도 한다.	☐
생리기간 동안 복부와 허리에 통증이 나타난다.	☐

이중 우리 아이에게 해당되는 사항이 5개 이상이라면 현재 생리전증후군을 겪고 있을 가능성이 있으므로 전문의의 상담과 진료를 받아보는 것이 바람직하다.

생리통 학습장애

매달 생리 때마다 생리전증후군 못지않게 사춘기여자아이의 성적 저하를 불러오는 불청객이 바로 생리통 학습장애이다. 생리통 학습장애는 생리전증후군 학습장애에 비해 보다 광범위하고 직접적으로 사춘기 여자아이의 학습을 방해하는 경향이 있다. 생리통은 전체 가임기 여성 중 사춘기와 20대 여성에게 주로 나타나는 증상이고, 사춘기 아이의 약 90%가 생리통을 경험한다는 조사가 있는 만큼, 생리통으로 인한 학습장애 역시 사춘기 여자아이의 대부분이 겪고 있는 공통적인 증상이기 때문이다. 또한 아무리 열심히 공부했어도 중요한 시험 당일에 생리통이 발생한다면 아이가 제 실력을 발휘하기 힘들다.

평소 아이가 생리 중에는 아예 책상에 앉아있기 힘들거나 시험을 포기하고 양호실에 가야할 정도로 극심한 생리통에 시달린다면 자궁내막증, 자궁근종, 자궁선근증 등 자궁이나 골반에 질환이 발생한 속발성생리통일 가능성이 있으므로 보다 면밀히 살펴보는 게 좋다. 속발성생리통은 자궁과 난소 기능 미숙 등으로 인한 원발성생리통과는 통증의 양상이 다르다. 원발성생리통은 주로 생리 초기에 발생하고 생리가 지속되면서 점차 소멸하지만 속발성생리통은 생리 전부터 시작된 통증이 생리가 끝나고 2~3일이 지난 후에도 지속된다. 만약 아이의 생리통이 이런 형태라면 반드시 전문의의 진료를 받아보도록 한다.

생리불순 학습장애

사춘기 여자아이의 초경은 자궁과 난소가 성숙하지 않은 상태에서 시작되기 때문에 여성호르몬 분비의 불균형과 함께 생리주기, 간격, 생리량 등에서 불안정한 상태가 반복적으로 나타날 수 있다. 이런 상태를 그대로 방치하면 고질적인 생리불순으로 굳어질 우려가 있다. 특히 빈발월경이나 과다월경, 생리날짜가 지나치게 길어지는 증상이 있을 경우 빈혈이 올 가능성이 있으므로 반드시 아이의 자궁건강을 체크해 보아야 한다. 빈혈은 사춘기 아이들의 정상적인 성장을 방해하고 체력저하와 집중력저하로 인한 학습장애를 가져온다. 반대로 희발월경이나 무월경의 증상이 보이거나 생리대에 겨우 묻어날 정도의 생리량에 그친다면 성인이 되었을 때 난임이나 불임의 원인이 될 수도 있기 때문에 주의를 기울여 볼 필요가 있다.

호르몬불균형 학습장애

앞에서 살펴본 바와 같이 사춘기는 시상하부-뇌하수체-생식샘 호르몬 분비의 축이 활성화되며 시작되는 시기이다. 그러나 아직 신체 기관 등이 완성된 시기가 아니기 때문에 여러 가지 생체활동의 가변성으로 인해 몸 전반의 항상성을 유지하는 호르몬분비의 균형이 깨지기 쉽다. 또한 학업 스트레스와 과도한 다이어트 등도 호르몬 분비에 이상을 줄 수 있다. 호르몬 분비가 불균형해지면 그에 따른 여러 가지 정신적·신체적 증상이 뒤따르게 된다. 특히 스트레스를 받을 때 인체에서 분비되는 코르티솔은 뇌 세포조직에 좋지 않은 영향을 주어 기억력과 인지능력을 감소시킨다. 새로운 학습내용에 대한 이해력이 떨어지며 아무리 열심히 암기해도 다음날이면 그 내용이 잘 기억나지 않는 학습장애가 발생할 수 있는 것이다.

또한 아이가 비만에 속하면서 여드름과 체모가 유난히 많이 나고 생리가 불규칙하다면 다낭성난소증후군 여부도 한번쯤 의심해보아야 한다. 체내 호르몬 불균형이 부르는 다낭성난소증후군은 여성들에게 비교적 흔하게 발생하는 질환으로 유방암과 자궁내막암, 당뇨병, 고혈압 등을 발생시킬 위험이 있다. 특히 남성형 체모와 여드름은 한창 외모에 관심 있을 나이의 여학생에게는 남다른 고민이 될 수 있고, 학습에 대한 관심과 집중력을 떨어뜨리는 원인이 되기도 한다.

과도한 식탐과 함께 유난히 초조하고 불안해하면서 신경과민이 되어 책상 위에 오래 앉아있지 못한다든지, 반대로 극심한 피로에 시달리며 식욕이 없는데도 살이 찐다든지, 기억력과 집중력 등 뇌의 학습기능이 현저히 떨어지며 말도 어눌해진다면 갑상선호르몬 분비에 이상이 생겼을 가능성도 있다.

생리주기 학습장애의 한방치료

생리주기 학습장애의 주요 원인은 호르몬의 불균형이다. 사춘기 여자아이의 호르몬 균형은 마치 평균대 위에 서서 경기를 하는 것과 같다. 평균대 위에 올라서면 양팔을 벌리고 균형을 잡으면서 흔들림 없이 최대한 빠르게 끝까지 가야만 좋은 점수를 낼 수 있다. 사춘기의 호르몬 이상 역시 균형을 유지하면서 동시에 반드시 제 때 바로잡아야만 효과가 있다. 지체할수록 남보다 뒤처질 수 있고 건강상 이상이 발생할 수도 있다. 때를 놓치지 않는 적절한 대응은 건강한 자궁 환경을 마련해주어 생리전증후군과 생리통, 생리불순, 호르몬 불균형에 의한 이상 등 생리주기 학습장애를 이겨내고 아이가 학업에 집중할 수 있게 해준다.

기본적으로 생리주기 학습장애의 한의학 치료는 우선 각 개인의 체질적 특성과 함께 학습장애의 네 가지 유형별 원인을 판별하고 각각의 유형과 체질에 특화된 처방과 치료로 해당 유형을 불러일으킨 체내 기혈과 한열의 불균형을 바로잡아준다는 원리이다. 또한 몸의 기력을 북돋아줌으로써 미성숙한 자궁과 난소의 성장을 돕고 바른 생리를 할 수 있도록 만들어주며, 면역력을 증강시킴으로써 자궁의 기혈순환 개선과 뇌기능의 활성화를 통한 학업능률 향상에 초점이 맞춰져 있다.

무엇보다 중요한 것은 아이의 자궁건강이다. 제2의 심장으로도 불리는 자궁의 건강한 균형 상태가 아이의 생리통을 완화한다. 체질에 맞는 처방으로 에스트로겐과 세로토닌의 불균형을 바로잡아 뇌의 기능을 강화하고 자궁과 난소를 담고 있는 골반의 틀어짐을 개선해주면 약물 부작용 없이 안전한 치료 효과를 기대할 수 있다. 또한 자체 면역력을 보완하는 방법을 병행하면 생리불순, 생리통 뿐 아니라 생리전증후군을 불러일으킨 체내 불균형을 바로잡아주기 때문에 생리로 인한 집중력 저하를 해소하고 학습 컨디션을 좋게 만들어 성적 향상에 도움이 된다.

치료 과정은 우선 기본검사와 상담, 인바디검사와 체열진단기 등을 통해 아이의 영양상태와 발달 정도, 체내 열순환과 균형 등을 파악해본다. 그에 따라 각각의 아이들에게 맞는 맞춤 처방과 맞춤 치료 프로그램으로 생리로 인한 통증과 불편사항을 치료하고 성적향상에 도움을 줄 수 있는 신체 환경을 만들어준다.

하우연 탕약

▶ 성적 쑥쑥 하우탕: 사춘기 여자아이의 자궁과 난소가 건강하게 성숙할 수 있도록 돕고 바른 생리가 가능하도록 만들어주어 기억력과 집중력을 향상시키는 개인 맞춤형 처방의 탕약. 여성호르몬의 균형을 바로잡아 바른 생리를 꾀하고 뇌기능의 활성화와 자궁기혈 순환의 개선을 목적으로 처방된다.

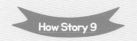
인터넷 보고 따라한 셀프다이어트로
생리가 끊긴 우등생 선민이

중학교 2학년인 강선민(가명·15세)학생은 어릴 때부터 주변에서 영재 소녀로 불릴 만큼 똑똑한 아이였다. 무어든 가르쳐주지 않아도 자발적으로 알아서 해낼 정도로 독립심도 강한 편이었다. 맞벌이 중인 선민의 부모는 그런 아이를 대견하게 생각하며 안심하고 각자 일에 열중할 수 있었다고 한다.

중학생이 된 이후에는 경쟁이 더욱 치열해지고, 공부의 끝을 보겠다는 생각으로 책상 앞에만 앉아있었다. 자연히 운동과는 담을 쌓게 되어 체중이 많이 늘어났고 급기야 경도비만 단계에까지 이르게 되었다. 선민이는 지금껏 그래왔던 것처럼 주변에 상담이나 도움을 청하지 않은 채 혼자 살을 빼야겠다고 마음먹는다. 인터넷을 찾아보니 다이어트 방법에 관한 정보가 상당히 많이 있었다. 그중 가장 합리적이라 생각되는 방법을 선택한 선민이는 식이조절과 운동을 통한 셀프다이어트에 돌입했다. 자기 절제력이 강한 아이였기 때문에 목표로 정한 짧은 기간 동안

원하는 만큼의 살을 뺄 수 있었다고 한다.

그러나 단기간에 성과를 얻었다는 기쁨도 잠시뿐, 아이의 몸에는 예상치 못한 일이 발생했다. 갑자기 생리가 끊겨버린 것이다. 선민이가 생리를 시작한 것은 초등학교 6학년 때였다. 사춘기 생리의 특성상 주기가 불규칙하긴 했지만 큰 문제없이 약간의 생리통만 있었다. 하지만 급격한 체중감소를 겪게 되자 생리가 완전히 중지되었고 그 상태가 1년이나 지속되었던 것이다. 그런데 또 다른 문제가 있었다. 살이 빠짐과 동시에 키 성장도 멈춰버렸다. 아이의 키는 156cm였다. 유전키로 미루어 보아도 아직은 좀 더 커야할 상황이다. 그럼에도 키 성장이 끝나버린 듯 1년간 전혀 변화가 없었다.

뒤늦게 그 사실을 알아채고 깜짝 놀란 엄마는 아이를 데리고 한의원에 내원했다. 엄마와 아빠는 해외출장 등으로 바빠 아이의 상태에 심각한 변화가 생겼다는 사실을 잘 몰랐다고 한다. 검진 결과 선민이의 생리가 멈추고 키가 안 자라는 이유는 역시 과도한 다이어트가 원인이었다.

성장기 아이들을 위한 다이어트는 어른들처럼 미용적인 측면보다는 바른 성장을 방해하는 비만을 해소함으로써 성장을 도와준다는 데 목적이 있다. 과도하게 식사를 제한할 경우 성장에 꼭 필요한 영양분을 충분히 섭취하지 못할 위험성이 있다. 그러므로 성장기 아이들의 다이어트는 어른들과는 다른 방법으로 접근해야만 한다. 성장을 고려한 다이어트법이 따로 있는 것이다. 그러한 사실을 미처 알지 못한 채 어른의 신체에 초점이 맞춰져 있는 다이어트 법을 실천한다면 선민이의 경우 같이 낭패에 빠질 수 있다.

　선민이는 우선 과한 절식으로 인해 쇠약해진 몸을 보해주는 처방과 식이요법을 통한 영양 공급으로 부족해진 음혈을 보충하고 기력을 회복 시켜주었다. 이후 자궁에 혈이 잘 돌도록 만들어주면서 성장을 돕는 치료를 6개월간 병행했다. 그 결과 체중은 적정 수준인 45kg으로 유지되고 있고 키도 3cm가 더 컸다.

사춘기 여자아이가 흔히 겪는
생리 관련 문제들과 한방 치료법

사춘기 여아들이 흔히 겪는 생리관련 문제들과 함께 한의학적 처방과 치료에 대해 적어본다.

또래보다 빠르게 시작한 초경,
키성장이 부진하다면?

키가 급성장을 이루는 시기는 일생에 단 두 번이다. 그중 첫 번째는 태어나서 만 24개월이 될 때까지로 이 기간 동안 아기들은 평균 약 30~40cm의 키 성장이 일어난다. 두 번째는 사춘기이다. 사춘기를 거치는 동안 여자아이는 1년에 약 6~10cm, 남자아이는 8~12cm 정도의 괄목할 성장이 이루어진다. 그러나 이 시기를 끝으로 여자아이는 만 14~16세, 남자아이는 만 16~18세 정도가 되면 키 성장이 더 이상 일어나지 않는다.

사춘기 아이들의 키 성장이 정점에 이르는 것은 2차 성징이 본격화되기 전까지이다. 특히 여자아이의 경우 사춘기가 시작되는 만 10세 무렵부터 1년에 무려 6~10cm에 이를 만큼 무서운 속도로 키가 크는데 초경은 이런 과정을 거치고 난 직후에 발생한다. 초경 이후에는 키 크는 속도가 급속히 감소되며 사춘기가 지속되는 나머지 2~3년 동안은 총 6cm 정도만 크고 마는 게 보통이다.

이런 상황이다 보니 엄마들은 자신의 아이에게 다른 아이들보다 훨씬 이른 나이인 만 8세 이전에 2차 성징이 나타나 이른 초경 증상을 보이는 성조숙증이라든지, 만 9세부터 2차 성징 발현이 시작되는 빠른 사춘기가 올까봐 노심초사하게 된다.

환경호르몬 등 환경적 요인과 잘못된 생활습관, 타고난 체질 등에 의해 발생하는 성조숙증과 빠른 사춘기는 빠른 초경으로 귀결된다. 자연의 섭리보다 빠른 초경은 사춘기 여자아이에게 여러모로 불리하다. 우선 키 성장이 조기에 끝나 성인이 되었을 때의 최종 신장이 정상 사춘기와 초경을 거친 아이들보다 상대적으로 작을 확률이 커진다. 또한 나 혼자만 또래와 다르다는 사회심리학적 부작용과 함께, 의식 자체는 아직 아이임에도 불구하고 몸은 어른의 기능을 해내야 하는 역할 갈등에 의한 정체성 혼란과 그러한 여러 가지 문제들이 발목을 잡아 생기는 자신감 결여로 이어질 수 있다. 신체 기관이 미성숙한 와중에 와버린 생식 주기로 빈혈과 영양 소모의 위험성이 커져 다른 기관의 성장 부진이 올 수도 있고, 생리통과 생리불순이 극심해지기도 한다.

한의학에서는 성조숙증과 빠른 사춘기로 인해 초경이 지나치게 일찍 시작되려는 징후가 보이는 여자아이를 대상으로, 초경을 정상 수준으로 늦춰주는 초경지연치료를 적용하고 있다. 초경지연치료는 정상적인 시기에 자연스럽게 오는 초경을 강제로 늦추는 것이 아니라 비정상적으로 빨리 발생할 위험성이 있는 초경의 시기를 바로잡아 몸의 성장 과정을 정상화하는 치료법이다. 이는 초경을 지연하는 과정을 통해 아이가 키가 클 수 있는 가능성의 시간을 확보해준다는 데 의의가 있다.

사람은 체질, 생활습관, 유전적 요인 등이 천차만별로 다를 수밖에 없다. 한방은 그런 개인의 특성을 감안한 개별 치료가 원칙이다. 또한 치미병(治未病)이라 하여 병을 일으킬 가능성이 있는 체내의 여러 가지 불균형을 정상화시켜 병의 발생을 미연에 방지하는 치료 방식을 사용한다. 지나치게 빠른 초경 역시 미리 대비하면 충분히 막을 수 있다.

내가 처방하는 초경지연 탕약의 이름은 초경지연바름탕이다. 초경지연바름탕은 생리가 빨리 시작되는 주요 원인인 체내 음양과 한열의 불균형을 바로잡아 적절한 균형을 유지해주는 것에 초점을 맞추고 있다. 그러한 처방으로 역전되었던 성장과 생리 기능의 순서가 제자리를 되찾게 되고, 몸이 생리를 감당할 수 있게 충분히 성숙해지면 때 맞춰 초경을 시작하게 만드는 것이다.

이미 빠른 초경이 시작되어버린 경우는 어떻게 할까? 초경이 시작되었다고 해도 아직 포기할 일은 아니다. 생식과 생리 기능이 제자리를 잡아갈 수 있도록 체내 기혈과 한열의 불균형을 잡아주면서 성장판이 열려있는 동안 성장을 최대한 이룰 수 있도록 도와주는 적절한 처방과 생활 치료를 겸한다면 빠른 초경으로 인해 지연되었던 키 성장이 재개된다. 이제까지의 임상 경험에 의하면 우선 정상적인 2차 성징의 진행이 가능하도록 만들어주는 탕약으로 몸 속 불균형을 바로잡은 후 성장을 도와주는 탕약을 처방하고 영양이 골고루 함유된 식사와 함께 적절한 성장자극운동을 병행하도록 지도했던 많은 사춘기 여자아이들이 다시 키가 크기 시작했다. 성조숙증과 빠른 사춘기에 대한 내용은 졸저 〈성조숙증과 바른 성장〉에 상세하게 다루었으므로 사춘기 딸을 가진 엄마라면 반드시 일독을 권한다.

우리 딸만 생리가 늦다면?
무월경 알아보기

무월경은 일반적으로 만 13세까지 2차 성징이 나타나지 않고 초경이 없거나 2차 성징이 나타났지만 만 15세까지 초경을 하지 않는 증상이다. 또한 유방 발달로부터 4년이 경과했으나 초경이 나타나지 않는 경우도 무월경으로 간주된다. 이런 경우들을 통틀어 일차적 무월경, 또는 원발성무월경이라고 한다. 이에 비해 이차적 무월경은 속발성무월경이라고도 불리며, 임신이 아니거나 피임약 복용을 하지 않았음에도 불구하고 초경 이후 6개월이 경과할 때까지 생리가 없거나 기존 생리주기의 3배 이상 기간 동안 생리가 없는 경우를 말한다.

무월경이 나타나는 원인은 다양한데 그중 일차적 무월경은 대부분 난소의 발달 부진에 의해 발생한다. 또한 시상하부와 뇌하수체의 이상, 자궁기관의 선천적 기형에 의해서도 생리가 일어나지 않을 수 있으며 유전적으로 늦게 초경이 오는 경우도 있다. 이차적 무월경은 사춘기 여아의 경우 주로 과도한 다이어트나 과격한 운동, 학업 스트레스, 만성질환 등 신체적 무리로 인해 나타나는 예가 많고, 내분비 기관 장애에 의해서도 발생한다. 또는 수술이나 방사선 치료, 자가면역질환 등에 의해 난소가 손상되어 기능 자체가 저하되었을 때도 무월경 증세가 올 수 있다.

치료는 각종 검사를 통해 무월경을 일으킨 원인을 정확히 감별한 후 그에 알맞은 방법을 사용해야 한다. 증상과 원인에 따라 호르몬 요법이 사용되며, 내분비계통의 이상이 있을 경우는 해당 질환의 치료가 선행되어야 한다. 또한 선천적 기형에 의한 경우는 수술을 통해 생리 기능이 가능하도록 만들어주게 된다.

한의학에서는 무월경을 경폐(經閉)라 부른다. 경폐는 간신부족(肝

腎不足), 기혈허약(氣血虛弱), 음허혈조(陰虛血燥), 기체혈어(氣滯血瘀), 담습조체(痰濕阻滯) 등 몸 안의 다섯 가지 유형의 불균형 상태가 원인이 되어 발생된다고 보며 그에 따른 처방과 치료법이 각각 다르다. 간신부족이란 혈액을 저장하는 간과 생식기능을 담당하는 신장의 기능이 선천적으로 약하거나 과도한 사용 등으로 손상되어 허약해진 상태이다. 이런 때는 간과 신장의 기운을 보완하고 자양분을 보충하여 북돋아주는 처방이 필요하다.

몸의 원기가 약하고 혈액이 부족한 기혈허약이 원인이 되어 나타난 무월경은 기력을 보충하고 혈액의 원활한 생성을 돕는 처방을 쓴다. 또한 몸에 음기가 부족한 탓에 상대적으로 양기가 득세하며 혈액이 마르는 음허혈조의 경우 음액을 보충하여 음허로 인해 발생한 열을 식혀주는 처방을 하게 된다. 기체혈어란 기가 원활하게 순환되지 못하고 한 자리에 머물러 혈액과 노폐물이 뭉친 어혈이 생긴 것이다. 이런 유형에는 기를 통하게 함으로써 혈액 순환을 돕고 어혈을 제거하여 생리를 할 수 있게 하는 처방이 필요하다. 또한 담습조체는 기혈 순환이 안 되어 생긴 담습이 정체되어 있는 유형으로 주로 비만한 경우가 많은데 담을 삭이고 습을 제거하며 기를 조화롭게 하고 혈액순환을 돕는 처방으로 생리를 통하게 한다.

사춘기 아이에게도
질염이 생긴다?

사춘기는 성장과 생리가 동시에 일어나는 시기인 만큼 몸이 필요로 하는 영양소를 충분히 공급해주어야 한다. 호르몬 불균형으로 인해 생리량이 많아지는 달에는 빈혈이 심해지기도 한다. 그러나 한창 외모에 관심이 있을 시기이기 때문에 다이어트에 대한 열망도 강해진다. 공부에 집중해야 할 청소년기가 겹치다보니 휴식을 취할 수 있는 기회도 많지 않다. 여러모로 면역력이 떨어질 수밖에 없는 시기인 것이다. 면역력의 약화는 질의 염증을 불러일으키기 쉽다.

사춘기 아이의 질염은 뒷물 습관이나 배변 습관이 잘못 되어 오는 경우가 많다. 또한 지나치게 몸에 달라붙는 스키니 진을 오래 착용하면 땀의 증발과 발산을 막아 캔디다성 질염을 불러오기도 한다. 앞서 언급한 것처럼 일회용생리대를 장시간 교체하지 않았을 경우에도 각종 화학성분과 세균이 원인이 되어 질염이 발생한다.

질염 발생을 예방하려면 올바른 뒷물 방법과 배변 시 뒤처리 방법을 알고 실천하는 것이 좋다. 우선 뒷물의 경우, 지나치게 자주 씻는 것은 오히려 질 내부의 자연스러운 면역 체계를 해칠 우려가 있다. 질 내부는 정상적인 세균들의 균형과 함께 스스로 정화작용이 이루어지고 있다. 잦은 세척은 그러한 균형을 깨뜨려 오히려 질염을 일으키는 외부 세균의 침입에 취약하게 만든다. 비누를 사용한 세척 역시 피해야 한다. 대부분의 비누는 알칼리성을 띠고 있기 때문에 약산성을 띠고 있는 질 내부의 산도를 변화시켜 질의 면역력이 저하된다. 세정제 역시 각종 화학물질을 함유하고 있으므로 되도록 사용을 피하는 것이 좋다. 따뜻하고 깨끗한 물로 외음부 부위를 아침저녁 한 번씩 가볍게 씻어주는 것이 바람직하다.

배변 시 뒤처리를 어떻게 하느냐에 따라 질염이 발생하기도 한다. 신체구조상 여성은 질과 항문의 사이가 가깝기 때문에 변속의 각종 유해균들이 질 안을 침범하기 쉽다. 이러한 세균들은 질염을 일으킨다. 배변 후에는 반드시 항문에서 음부가 있는 앞쪽으로 닦아내지 말고 앞에서 항문 쪽을 향해 뒤쪽으로 닦아내는 버릇을 들이도록 한다.

사춘기 아이들은 아직 질 분비물의 정상 여부에 대해 잘 모를 수 있기 때문에 평소 엄마가 아이의 상태에 대해 주의를 기울이는 것이 좋다. 분비물이 짙은 색 혹은 녹색을 띠거나 혈액이 섞여있는 경우, 가려움증이 있거나 냄새가 심하게 난다면 전문 의료기관에 내원해 진료와 치료를 받아보는 것이 좋다. 질염은 초기에 치료하지 않고 방치할 경우 골반염과 불임의 원인이 되기도 하므로 반드시 제때 적절한 치료를 받도록 한다.

Part 3

20대~30대

성숙기 여성이 되어
임신과 출산을 겪다

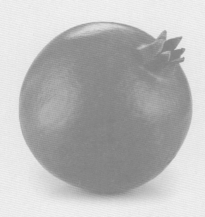

"인간의 도는 자식을 얻는 데서 시작되고,
자식을 얻으려면 먼저 월경을 고르게 해야 한다."
(生人之道 始於求子 求子之法 莫先調經)

_동의보감(東醫寶鑑)

미혼여성의
자궁건강 관리

사춘기를 보내고 나면 생리주기가 안정적인 국면으로 접어들게 된다. 이 시기의 여성은 호르몬분비가 원활해지기 때문에 생리량, 생리지속일수, 생리주기간격 등이 규칙적인 형태로 자리 잡는다. 미혼여성의 자궁건강은 호르몬의 균형을 잘 유지하면서 신체작용이 무리 없이 이루어지도록 관리하는 것이 관건이다.

특히 이 시기를 어떻게 보내는가에 따라 앞으로 이어질 임신, 출산이 별 문제없이 순조롭게 이루어지는지 아닌지가 달라지는 만큼 평소 이상 증세가 발생하면 특별히 주의를 기울여 살펴보아야 한다. 사춘기 시절은 무배란성 생리나 불규칙한 생리 등이 발생한다 해도 대부분은 몸에 별다른 이상이 없이 자연스러운 과도기 현상의 하나일 가능성이 크다. 그러나 이 시기에 발생하는 생리불순이나 생리통 등은 몸 내부에 이상이 생겼다는 사실의 반증일 확률이 더 높다.

그럼에도 불구하고 미혼 여성들은 자궁관련 질환 진료를 꺼려 진통제 등 임시방편을 사용하거나 질환을 방치하여 악화되는 경향이 있다. 이런 특성으로 인해 초기에 적절한 치료만 받으면 가볍게 넘어갈 질환조차 만성으로 키우고, 제 때 필요한 치료를 놓침으로써 후일 난임이나 불임의 원인이 되기도 한다. 평소 자신의 생리를 주의 깊게 살펴보는 일을 습관화하여 자궁건강을 주기적으로 체크해보고 만약 이상이 있다면 그에 맞는 적절한 대처를 하는 것이 좋다.

미혼 여성이라면 꼭 알아야 할
자궁건강 체크리스트

생리불순은 일시적으로 몸의 컨디션이 저하되거나 심리적 스트레스 등에 의해서도 유발될 수 있다. 그런 경우는 적절한 휴식과 영양 섭취, 또는 스트레스의 원인을 제거하는 것만으로도 증상이 호전될 수 있을 것이다. 그러나 치료가 반드시 필요한 증상도 있기 때문에 평소 자궁건강을 체크해보는 것이 중요하다. 다음의 리스트를 보며 스스로 생리통과 생리불순의 양상을 체크해 보고 〈결과〉를 참조하여 병원에 가보아야 하는지 여부를 파악해보자. (단, 이 체크리스트는 참고용일 뿐임을 명심해야 한다.)

생리주기가 21일보다 짧다. ☐

생리주기가 불규칙해서 언제 생리가 시작될지 몰라 항상 불안하다. ☐

생리주기가 40일보다 길다. ☐

생리량이 지나치게 많아서 항상 옷 밖으로 새어 나올까봐 걱정이다. ☐

최근 생리량이 과도하게 줄거나 늘었다. ☐

생리혈에 평소와 다른 덩어리가 섞여 나온다. ☐

생리통이 너무 심해 학교나 직장에 못 나갈 때가 있다. ☐

생리 기간 동안 진통제를 2알 이상 먹는 편이다. ☐

생리통이 생리주기 내내 지속된다. ☐

없던 생리통이 갑자기 생겼다. ☐

평소에도 뚜렷한 이유 없이 허리나 골반 주위에 통증이 있다. ☐

생리하기 며칠 전부터 컨디션이 지나치게 좋지 않아 힘들다. ☐

질염이나 방광염이 자주 발생한다. ☐

냉이 과하게 많아 불편할 정도이다. ☐

〈결과〉

① 12개의 항목 중 해당되는 항목이 0~2개인 경우

　비교적 자궁건강이 양호한 편이다.

② 해당되는 항목이 3~4개인 경우

자궁건강에 위험신호가 온 상태이며 문제가 발생했을 수도 있으니 전문

병원을 찾아 검사를 받아보거나 주기적으로 체크해볼 필요가 있다.

③ 5개 이상 해당되는 경우

자궁건강 적신호 상태. 즉시 병원에 내원하여 치료가 필요하다.

미혼 여성이 산부인과에 가면
어떤 검사를 받나요?

미혼여성이라면 아무래도 산부인과에 가는 것이 부담스러울 수 있다. 그러나 막연한 두려움보다는 어떤 검사가 행해지고 있는지 미리 알아둔다면 필요시 좀 더 편안한 마음으로 병원에 갈 수 있을 것이다.

질 검사

질염이나 냉이 심할 경우 감염된 세균의 종류 등을 판별하기 위한 질 검사가 필요하다. 그러나 성경험이 없는 미혼 여성의 경우는 선천적 기형 검사일 경우를 제외하고 대부분 간단한 분비물검사 등에 그치며 본격적인 질 검사는 시행하지 않는다. 성경험이 있다면 내진

을 통해 성병검사가 시행되며 자궁경부암 검사도 병행하는 게 바람직하다.

생리통과 생리불순 관련 검사

생리통과 생리불순이 발생하는 원인을 알아내기 위해 기초체온 측정, 초음파검사, 자궁경부 점액 검사, 호르몬 검사 등을 통해 배란의 유무를 확인하며, 자궁과 질의 이상 여부도 살펴본다. 또한 당뇨병이나 갑상선기능 이상 등 다른 내과적 질환이 원인인지도 검사해 보아야 한다.

골반검사

자궁이나 난소의 종양이나 구조적, 기능적 이상을 알아보기 위해 골반초음파검사를 행한다.

혈액검사

빈혈여부, 호르몬이상 여부, 풍진 항체 유무 등을 알아보기 위해 혈액검사를 실시한다.

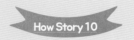
잦은 질염으로 진통제와 항생제를 복용해온 다영씨, 한방치료로 해결하고 세계여행의 꿈을 이루다

윤다영(가명·23세)학생은 무슨 일이든 열심히 해내는 씩씩하고 부지런한 성격의 여대생이었다. 아르바이트로 학비를 벌었고 방학이면 용돈을 모아 세계 여러 나라로 여행 다니는 것을 좋아했다. 하지만 여행을 오래 다니다 보니 예상치 못한 후유증에 시달리게 되었다. 젊음 하나만 믿고 시간과 비용이 허락하는 한 발 닿는 곳 어디라도 가려했던 열성적인 행보에 몸이 따라주지 못한 것이다. 생전 없었던 생리통이 심해졌고 자궁에 작은 근종마저 생겨버렸다. 그 때문인지 생리 때면 극심한 통증으로 공부와 일상생활을 모두 접은 채 꼼짝없이 자리에 누워있어야만 했다.

생리통만큼 성가신 것은 잦은 질염이었다. 여행 중 한 번 생긴 질염은 몸만 조금 안 좋아지면 어김없이 재발하곤 했다. 그도 그럴 것이 여행을 가면 꼭 끼는 청바지 차림으로 열 몇 시간이 넘는 장거리기차를 타는 적이 많았다. 목적지에 내리면 공동 샤워시설이 있는 비좁은 게스트하우스에서 간신히 몸을 씻을 수 있었다. 여비가 충분하지 않아 가성비와 가심비에 집착하다보면 한 두 끼 건너뛰는 건 다반사였다. 그런 와중에 몸을 세심하게 돌보긴 힘들었다. 스스로 생각해도 병이 안 생기는 게 이상할 정도였다.

돈을 벌면 여행을 가고 여행에서 돌아오면 산부인과 치료를 받는 게 어느덧 일상적인 패턴이 되어버렸다. 게다가 병원에서 처방해준 호르몬제와 진통제, 항생제 등을 지속적으로 먹다보니 소화기능에도 문제가 생겼다. 그로 인해 음식물 섭취가 어려워지면서 체력은 더욱 더 바닥으로 떨어졌고 병은 자꾸만 재발하는 악순환에 빠졌다.

이대로는 안 되겠다 싶을 때 인터넷 검색으로 한방 치료에 관심이 생겼고 지인의 소개를 통해 우리 한의원에 오게 되었다. 몸 상태가 안 좋아졌음에도 불구하고 다영 학생은 여행에 대한 꿈을 버리지 못하고 있었다. 오히려 생리통과 질염 때문에 다음 번 여행지로 계획해놓은 남미에 가지 못하면 어쩌나 초조해했고 어떡하든 다시 건강해지고 싶다는 의지가 강했다.

다영 학생은 과도한 체력 사용으로 비와 신 등 장부를 상하여 체액 순환이 막힘으로써 습담이 쌓인 상태였고 자궁에 어혈이 뭉쳐 혈액순환이 제대로 이루어지지 않는 것으로 판단되었다. 그에 따라 습담과 어혈을 제거하면서 기력을 보강해주는 약재를 처방하고 침 치료와 자궁심부온열요법을 통해 원활한 체액과 혈액의 순환을 도와주었다. 또한 고질적인 질염의 재발 방지를 위해 되도록 규칙적인 식사를 하고, 몸을 혹사하는 습관을 고쳐나가도록 했다. 그렇게 3개월 동안의 치료 후 다영 학생은 증상이 한결 개선되었고 방학을 이용해 그토록 가고 싶던 2개월 간의 남미 여행을 마치고 돌아왔다. 그리고 다행히 현재까지 증상이 재발하지 않고 있다.

미혼여성이 알아두어야 할
질염과 한방치료

　미혼 여성에게 가장 흔한 질환은 생리통과 생리불순이다. 생리통과 생리불순을 일으키는 원인 질환에 대해서는 Part1에서 상세히 다루었으므로 여기서는 면역력 이상과 각종 세균 감염으로 발생하는 질염에 대해 적어보려 한다. 후일 보다 건강한 임신과 출산을 위해 자궁건강을 지키려면 결혼 등으로 인한 본격적인 성관계가 시작되기 전, 미리 잘 알아두고 예방하는 것이 바람직하다.

　질염은 미혼기와 임신, 출산 시기의 20~30대 중반의 여성에게 가장 흔하게 발생하지만 사춘기와 폐경기 여성에게도 예외 없이 발생하는 공통의 질환이다. 그러나 사춘기와 이 시기 여성의 질염은 제 때 치료하지 못하고 만성화될 경우 후일 여러 가지 합병증을 비롯해서 자궁건강을 크게 해치는 요소가 될 수 있다. 질염을 그대로 방치할 경우 방광염, 골반염으로 이어지고 임신 시 유산의 원인이 될 수 있으며 조기 양막 파수가 발생할 우려가 있다. 또한 자궁내막염과 불임을 유발하기도 한다. 그러므로 자궁건강의 확립기라고도 할 수 있는 이 시기에 질염에 대해 잘 알아두고 예방하면 가임기 전반 자궁건강의 기초를 잘 다질 수 있다. 각종 질염의 원인, 증상과 함께 그에 대한 한방 치료법을 적어본다.

질염의 원인과 증상

인체에는 여러 가지 세균들이 상존하고 있다. 그러다가 상처가 생기거나 몸의 면역력이 떨어질 때 그중 몸에 해독을 끼치는 특정 세균이 상대적으로 과한 증식을 일으키며 여러 가지 부작용을 일으킨다. 또한 몸의 면역체계를 압도하는 강한 전염력을 지닌 세균이 외부에서 침범했을 때도 우리 몸에는 세균의 독성으로 인한 여러 가지 질환이 발생한다.

여성의 질도 마찬가지이다. 면역력이 떨어지거나 잘못된 뒷물 습관, 항생제의 남용 등에 의한 질 내 환경의 변화는 질 내에 살던 잡균 번식에 의한 질염을 일으킨다. 또한 성관계에 의한 감염, 질에서 가깝게 위치하고 있는 항문으로부터의 세균 감염 등 외부 감염에 의해서도 질염이 발생하게 된다.

특히 미혼 여성의 경우 몸에 꼭 붙는 스키니진을 자주 착용하거나 항상 사무실에 앉아있는 일을 하게 되면 통풍이 불량해지면서 외음부와 질에 습기가 많아져 진균 등 세균 번식에 이상적인 환경을 만들게 된다. 당뇨 등 면역력이 떨어지는 지병이 있을 때도 질염 발생이 잦아진다. 질염에 걸리면 분비물이 많아지고 냄새가 나며 가려움증과 화끈거리는 통증 등을 호소하게 된다. 소변 시 통증과 성교통이 생기기도 한다.

질염의 종류

질염은 발생 원인에 따라 세균성 질증, 트리코모나스 질염, 칸디다질염 등 각종 감염이나 면역력 저하에 의한 질염과 호르몬 부족에 의한 위축성 질염, 향수, 질 세정제 등 화학성분에 의해 발생하는 자극성 질염 등으로 나뉜다. 그중 대표적인 질염들에 대해 살펴보자.

세균성 질증

질 내의 유산균이 없어지면서 극히 미량으로 존재하던 혐기성 잡균이 대량 증식을 일으키며 생기는 질염이다. 질 내부는 평소 락토바실리라는 유산균에 의해 산성으로 유지되며 잡균의 침입을 막고 있다. 그러나 항생제의 남용이나 질 내 기구 삽입, 질 내부까지 세척해내는 과도한 뒷물 습관 등 각종 원인에 의해 유산균이 없어지게 되면 잡균이 과하게 증식하며 염증이 발생하게 된다.

세균성 질증은 생선비린내 같은 악취와 회색을 띠는 질 분비물의 증가가 특징이다. 세균성 질증의 치료는 과 번식한 혐기성 세균을 없애는 항생제가 사용된다. 그러나 질 내 유산균은 한 번 없어지면 좀처럼 회복되기 어렵기 때문에 일단 세균성 질증에 걸리면 재발할 가능성이 높아진다. 평소 질 내부 환경의 균형을 깨는 항생제 남용이나 질 세정제 사용 등을 피하는 것이 예방책이다.

칸디다 질염

칸디다 질염은 곰팡이가 일으키는 질염으로 여성의 약 75% 정도에서 일생 동안 적어도 한 번은 발생하며 그 중 5~10%에서 재발된다. 발생 원인은 명확히 밝혀지지 않았지만 대략 과도한 항생제 사용과 당뇨병 등으로 인해 면역력이 약화된 경우, 혹은 평소 꽉 끼는 청바지 착용 등으로 인해 하체가 습해지는 환경에서 잘 발생하는 것으로 알려져 있다. 칸디다균은 건강한 여성의 질 속에서도 발견된다.

칸디다 질염이 발생하면 흰 치즈 비슷한 분비물이 배출되며 외음부의 가려움증, 화끈거리고 타는 듯한 통증과 함께 홍반과 부종, 배뇨 시 통증과 성교통이 주증상으로 나타난다. 질 분비물 검사 등을 통해 칸디다 질염이 진단되면 아졸 계열의 질정이나 항진균제가 처방되며 항진균 크림을 바르기도 한다.

트리코모나스 질염

트리코모나스 질염은 성기에 서식하는 일종의 기생충인 트리코모나스 균에 감염되어 발생하는 질염이다. 주로 성관계를 통해 전파된다. 트리코모나스 균은 물 속에서 수 시간 또는 수 일간 생존이 가능하므로 감염된 환자의 소변, 체액에 의해 오염된 변기, 소독되지 않은 공동 수건, 목욕탕과 수영장 등에서도 전염될 가능성이 있다.

트리코모나스 질염이 발생하면 악취와 거품이 나는 화농성의 누런 분비물이 배출되며 외음부의 부종과 함께 가려움증이 나타난다. 균에 감염되었으나 증상이 나타나지 않은 채 병을 옮기는 보균자도 있다. 치료는 질정제나 내복약, 연고 등이 처방된다. 트리코모나스를 치료하지 않을 경우 균이 방광과 자궁내막 등에 들어가 방광염과 골반염을 일으킬 수도 있다. 또한 트리코모나스 질염 환자의 자궁내막증식증 발생률은 건강한 여성에 비해 두 배 정도 높으며 분만 시 여아에게 감염시킬 우려도 있다.

여성이 이 질환에 걸리면 반드시 배우자도 함께 치료를 받아야 한다. 배우자에게 옮겨간 균에 의해 성관계시 재감염될 우려가 있기 때문이다. 칸디다 질염이나 세균성 질증을 일으키는 균들은 건강한 여성의 질 내에도 정상적으로 존재하지만 트리코모나스 균은 성을 매개로 옮겨지기 때문에 일종의 성병으로 분류되고 있다.

염증성 질염

염증성 질염이란 화농성의 고름 같은 질 분비물과 함께 외음부 작열감, 가려움증, 성교통 등의 증상이 있지만 세균성 질증이나 칸디다 질염, 트리코모나스 질염처럼 정확한 원인균이 발견되지 않고 발생 원인도 알 수 없는 질염을 말한다. 분비물 검사를 시행해보면 질 속의 정상세균총 중 대부분을 점유하는 막대모양의 간균인 락토바실리균이 사라지고 병원성이며 염증과 화농을 일으키는 둥근모양의 구균 종류가 증식한 것을 발견할 수 있다.

염증성 질염이 생기면 위에 적은 증상 외에 질 내시경 검사에서 질벽에 발적과 함께 부분적인 홍반을 발견할 수 있고, 자궁경부에도 염증에 의한 특징적 변화 소견을 보인다. 염증성 질염의 치료는 클린다마이신이라는 항생제를 경구 투여하거나 연고를 환부에 직접 바른다.

질염의 한방 치료

감염에 의한 질염일 경우에는 당장의 악화를 막기 위해 항생제 등으로 대증 치료를 할 필요가 있다. 그러나 질염을 일으키는 몸의 근본 요인이 사라지지 않은 상태에서 증상만 호전시키는 치료법이기 때문에 치료 후에도 재발할 가능성이 높다. 재발할 경우 다시 강도가 센 항생제 치료를 해야 하는데 이 경우 과도한 항생제의 사용 자체가 질 내 정상 세균 분포를 해칠 수 있는 위험성이 있다. 그런 이유로 질염의 재발과 만성화를 막고 자궁건강을 회복하기 위해서는 병의 근원을 없애는 한의학의 치료가 보다 효과적일 수 있다.

외부 감염에 의한 질염이든 내부 환경의 항상성이 저해되어 발생한 질염이든 우선은 먼저 감염을 일으키는 각종 외부 요인들인 사기를 물리칠 만한 정기, 즉 면역력을 키우는 게 급선무이다. 여성의 질은 늘 축축하고 항문과도 가깝기 때문에 대장균 등 세균 오염과 세균 증식에 취약할 수밖에 없다. 그러나 그런 환경이라고 해도 모두가 다 질염이 생기는 것은 아니다. 몸의 면역력이 튼튼하다면 질도 그런 병원균에 대해 자정 능력이 있기 때문에 크게 우려하지 않아도 된다. 반대로 면역력이 약해지면 평소 아무런 문제도 일으키지 않는 세균조차 몸에 문제를 일으킬 수 있는 것이다.

한의학에서는 외상이 아닌 한, 병이 생기는 근본 원인이 체내 기운의 불균형과 장부의 기능 저하에 있다고 본다. 질염도 마찬가지이다. 한방에서는 질염을 비롯한 자궁경부염, 골반염, 난소나 난관염 등 자궁관련 기관의 질환에 의해 질 분비물의 색, 질, 냄새에 이상이 생기고 그 외의 통증이나 가려움증 등 부대 증상이 나타나는 것을 통틀어 대하병이라 부른다.

대하란 질에서 흘러나오는 유색의 분비물을 말하는데, 대하의 색을 흰색, 붉은색, 노란색, 푸른색, 검은색의 다섯 가지로 나누어 각각의 색깔에 따라 몸의 이상 장부를 판별하고 그에 따른 치료법을 달리 하였다. 동의보감에서는 흰빛의 점액성 대하는 폐가 상한 것이고, 심장이 상했을 때는 혈액의 양상을 띤 붉은 대하가 나오며 무른 참외 같은 질감의 누런 대하는 비장이 상해서 생기는 것으로 보앞다. 또한 푸른빛의 진흙 같은 대하는 간이 상했을 때, 오래된 피와 같은 검은빛의 대하는 신장이 상했을 때 발생한다고 했다.

이처럼 대하병은 각 장부의 기능 저하와 관계가 있지만, 대체적으로 비(脾)와 신(腎)의 기가 선천적으로 허하거나 내상에 의해 기능에 이상이 생김으로써 임맥과 대맥에 습이 정체되어 뭉치고, 그러한 습담이 열을 발생시키면서 습열(濕熱)과 습독(濕毒)에 의해 진액이 질을 통해 바깥으로 넘쳐흐른다고 보았다. 또한 이러한 습열이 몸의 아랫도리에 몰리면 음부에 가려움증을 일으키게 된다.

그러므로 질염으로 인한 대하와 가려움증 등에 대한 치료는 우선 습을 제거하면서 열을 내려준다. 동시에 허한 장부의 기운을 북돋아 신체의 불균형을 바로잡음으로써 면역 능력을 강화하는 약제를 처방하고 침술을 병행한다. 또한 자궁의 혈액순환에 도움을 주는 쑥 등을 이용한 좌훈 치료와 함께 소염 살균 작용을 통해 염증을 가라앉히며 가려움증을 완화시키는 한방연고를 사용하게 한다. 습한 환경을 피하고 청결을 유지하며 자극적이지 않은 식생활을 하는 것도 질염 치료에 도움이 된다.

질염 예방 생활수칙 10가지

질염은 정상적인 질 내 환경을 변화시키거나 외부 감염에 취약하게 만드는 잘못된 생활습관에서 비롯되는 경우가 많다. 무엇보다 몸 전체의 면역력이 떨어지면 한 번 생긴 질염이 치료를 받은 후에도 재발할 우려가 커진다. 평소 질염을 예방하고 발생했다 해도 재발되지 않도록 만들어주는, 일상생활에서 반드시 지켜야 할 10가지 수칙을 적어본다.

질염 예방과 재발 방지를 위한 생활 수칙 10가지

① 항생제 남용은 나쁜 병원균 뿐 아니라 몸에 유익한 세균을 없애 질 내 정상세균분포를 바꿀 수 있다. 반드시 의사의 처방 하에 꼭 필요한 만큼만 복용하자.

② 생리컵이나 탐폰 등 질 내부로 삽입되는 기구의 사용 시 반드시 먼저 손을 깨끗이 씻는다. 또한 생리 시 세균 감염을 피하려면 생리대를 2~3시간에 한 번씩 교체해주는 것이 좋고 탐폰은 꼭 필요한 때만 사용하도록 한다.

③ 뒷물과 배변 후 휴지로 닦을 때는 앞에서 뒤로 씻어야 세균감염을 막을 수 있다.

④ 너무 잦은 뒷물은 오히려 몸에 해로울 수 있다. 뒷물은 깨끗한 물이나 끓여서 식힌 물을 사용하여 하루 한 번 정도면 충분하다.

⑤ 질세정제 등을 이용한 질 내 세척은 질 내부의 환경에 악영향을 줄 수 있으므로 되도록 피한다.

⑥ 샤워 후 드라이기 등으로 외음부를 말린 후 속옷을 착용하는 것도 바람

직하다.

⑦ 인조섬유로 된 속옷, 지나치게 꽉 끼는 청바지를 착용하는 습관은 통풍을 불량하게 하여 곰팡이와 병원균을 키울 우려가 있으므로 주의한다. 또한 한겨울에는 자궁을 지나치게 차게 하는 배꼽티나 미니스커트 착용을 삼간다.

⑧ 외음부에 가려움증이 있다면 2차 감염의 우려가 있는 손톱으로 긁기보다 환부를 식혀주는 찬물 찜질 등을 이용한다.

⑨ 평소 규칙적인 생활로 면역력을 키우고, 비와 신을 상하게 할 우려가 있는 지나치게 자극적이고 기름진 음식은 피한다.

⑩ 당뇨병 등 면역력이 저하되는 질환도 질염의 원인이 되므로 건강관리에 유의한다.

성숙기 여성이 되어
임신과 출산을 겪다

　동의보감에서는 인간으로서의 도를 깨닫는 출발점을 '아이를 갖는 일'이라 했다. 또한 예로부터 아이를 낳으면 세계관과 우주관이 바뀐다는 말이 있었다. 그만큼 여성에게 있어 출산은 삶의 깊은 이치를 깨닫게 하고 세상을 향해 탁 트인 시선을 갖게 하는 인생에서 가장 중요한 행사이며 인간적 성숙의 계기이다. 또한 임신과 출산의 과정을 거치며 여성의 몸은 그때까지 살아온 것과는 전혀 다른 획기적인 변화를 겪게 된다. 그리고 이런 격변의 시기를 어떻게 대처했는가에 따라 평생의 건강이 달라진다. 임신의 준비과정부터 임신 중의 관리, 안전한 출산과 산욕기의 바람직한 자궁관리법에 대해 알아보자.

임신이란?

임신을 준비하기 위해서는 먼저 임신에 대한 정확한 이해가 필요하다. 임신은 난자와 정자가 결합하여 만들어진 수정란이 자궁벽에 착상한 후 태아로 성장하는 과정이다.

임신의 성립과 진행 과정

임신은 난자와 정자가 만나 수정이 이루어진 후 자궁벽에 착상하며 성립된다. 이후 모체와 태아를 연결하는 태반이 완성되면 그를 통해 태아의 성장이 이루어지며 성장이 완료되면 태아가 밖으로 만출 되는 출산 과정에 들게 된다.

수정

난자는 난소에서 수란관으로 배란된다. 이때 질과 자궁을 통과하여 수란관 안으로 들어온 정자와 만나면 수정란이 이루어진다.

착상

수정란은 세포분열을 일으켜 세포수를 늘리면서 수란관을 따라 자궁 쪽으로 이동하게 되는데 약 5~7일 정도 후에는 자궁벽에 도착하게 된다. 자궁벽에 도착한 수정란이 자궁내막에 자리 잡는 것을 착상이라고 하며 그 시점부터 임신이 되었다고 표현하는 것이다.

태반의 형성

수정된 순간부터 계속된 세포분열에 의해 만들어진 배아는 수정 후 약 4~5일이 지나면 내부에 세포 덩어리를 지닌 주머니 모양이 된다. 이중 안쪽의 세포덩어리는 훗날 태아로 자라나게 되며 바깥 주머니 부분은 수정란이 착상되면 모체의 자궁 내막과 결합하여 태반을 형성하게 된다. 태반은 착상 후 약 3개월 정도가 지나면 완성되며 모체와 태아 사이를 연결하여 태아를 보호하고 태아의 성장에 필요한 여러 가지 역할을 하는 기관이다.

태반은 지름이 18.5~25cm 두께는 약 2.3~3cm 정도 되는 원반 모양이다. 무게는 약 500g이며 태아 몸무게의 6분의 1 정도이다. 태반의 바깥쪽은 모체의 자궁벽과 단단히 붙어있고 안쪽의 중앙에 위치한 탯줄(제대)이 태아의 배꼽과 연결되어 있다. 한편 태아는 양막이라는 얇은 막이 감싸고 있는데, 임신 후 한 달 정도가 경과하면 양막 안에 양수가 차오르기 시작한다. 양수는 외부의 충격을 완화하는 작용으로 태아를 보호하며 태아가 자유롭게 움직일 수 있도록 돕고 체표면의 건조를 막아준다.

태반의 역할은 세 가지로 나눌 수 있다. 우선 첫째로 태반은 모체로부터 태아의 생장발달과 생명활동에 필요한 영양분과 산소를 공급받아 태아에게 전달한다. 또한 태아에게서 발생하는 생명활동의 부산물인 이산화탄소와 노폐물을 모체로 전해준다. 여기서 중요한 것은 태아와 모체가 직접 연결되어있지 않고 태반이라는 매개체를 거쳐 상호 작용을 주고받는다는 사실이다. 만약 모체와 태아가 태반과 같은 중간 기관 없이 직접 혈관이 통해있다면 모체의 면역체계에 의해 태아가 손상될 위험성이 있을 것이다. 태아는 모체의 유전자를 물려받은 존재이긴 하지만 동시에 부친으로부터 전해 받은 유전자를 지니기도 했다. 모체와는 엄연히 다른 개체인 것이다. 우리 몸의 면역체계는 자신과 다른 형질을 지닌 개체가 몸의 조직 안에서 인식될 경우 그 개체를 공격하게 되어있다. 태반은 모체와 태아의 중간 지대에서 그러한 불상사가 발생되지 않도록 조절해주고 태아에게 해로울 수도 있는 모체의 외부 감염 등에서 태아를 보호하는 작용도 한다.

두 번째로 태반은 임신을 유지하여 태아가 제대로 성장할 수 있는 자궁 환경을 마련하고 출산 후 수유가 가능하도록 모체의 유선을 발달시켜주는 호르몬들을 분비한다. 그중 대표적인 것이 HCG(인간융모성생식샘자극호르몬)이다. HCG는 임신 초기 태반의 세포에서 분비되어 모체에 작용하는 호르몬으로 배란 후 기능이 쇠퇴하는 황체호르몬인 프로게스테론의 퇴화를 막는 역할을 한다. 프로게스테론은 자궁벽을 두껍게 유지하고 생리가 시작되는 것을 막기 때문에 태아를 자궁 속에 보존시키기 위해서는 필수적인 호르몬이다. 이후 태반이 완성되면 태반 자체가 프로게스테론을 합성하고 분비한다.

세 번째, 태반은 아직 조직과 기관이 완성되지 않아 생체 기능이 미숙한 태아의 대사 작용을 대신함으로써 태아가 성장에 필요한 영양분을 안정적으로 공급받을 수 있도록 돕는다. 또한 태아의 뇌 발달이 이루어지는 단계에서 모체의 뇌하수체에서 분비되는 호르몬 및 신경전달물질을 투과시켜 태아의 뇌세포가 활발히 성장할 수 있게 만들어준다.

태아의 성장 발달

임신기간은 임신 전 마지막 생리의 첫째 날부터 시작해서 대략 총 280일 정도이다. 임신에 대해서 날짜를 계산할 때는 일반 달력에서 따지는 날짜와 달리 한 달을 정확히 28일, 4주로 셈한다. 보통 임신 기간을 10개월이라고 이야기하는 것은 바로 그런 방식으로 계산한 결과이다. 그러나 달력에서는 한 달이 30일이나 31일이고 어떤 달은 4주, 또 다른 달은 5주인 달도 있으므로 실제 날짜와는 다소 차이가 날 수밖에 없다. 그런 까닭에 아기는 일반 달력의 날짜를 기준으로 약 9개월 정도가 지났을 때 태어나게 된다.

수정 직후부터 세포분열을 통해 줄곧 성장해온 배아는 중추신경계가 가장 먼저 만들어지기 시작하며 임신 10주가 지나면 신체 각 기관의 약 80% 가량이 형성되어 비로소 사람의 형상을 띄게 된다. 그런 이유로 임신 10주까지는 '배아'라 부르고 그 이후부터 출생 전까지를 '태아'로 부른다. 임신 12주가 되면 손가락 및 발가락을 확인할 수 있으며 남아와 여아의 성을 구분할 수 있는 것은 외부 생식기가 확연히 구별되는 임신 14주경이다. 임신 16주~19주 사이에는 태아가 모체의 감정을 알아챌 수 있을 정도로 간뇌가 발달하며, 움직임이 보다 활발해져 모체가 태아의 움직임인 태동을 느끼게 된다.

임신 20주가 되면 머리카락이 자라나기 시작하면서 완전한 몸의 형태를 갖추게 되며 팔, 다리 등을 마음대로 움직일 수 있다. 또한 청각과 시각이 발달하여 모체의 바깥에서 들려오는 소리와 빛의 명암을 감지할 수 있으며 잠들고 깨어있는 활동을 한다. 이후에는 점점 피부에 지방이 축적되어가며 임신 30주경이 되면 혹시 조산이 된다 해도 특별한 문제가 없는 한 인큐베이터에서 생존이 가능한 상태로 자란다. 그리고 마침내 임신 40주경이 되면 몸무게 약 3.4kg, 키 약 50cm 정도로 성장이 완료되어 신생아가 될 준비를 마치게 된다.

출산

출산예정일이란 마지막 생리주기의 첫날부터 280일째 되는 날이다. 출산 날짜가 다가오면 모체는 전조 증상을 느끼게 된다. 태아는 이미 자궁이 비좁을 만큼 성장이 되었기 때문에 움직임이 현저히 줄어든다. 또한 출산 약 2~4주 전부터 태아가 평소보다 무겁게 밑으로 내려앉은 느낌이 들며 그로 인해 방광이 압박되어 소변을 자주 보게 된다. 질 분비물이 많아지며 종종 배가 단단하게 뭉쳤다가 풀어지는 일이 발생하기도 하는데 이를 가진통이라고 한다. 이것은 이미 불규칙하게나마 자궁 수축이 시작되었다는 의미이다. 가진통은 모체가 출산을 준비해가는 과정으로 여러 번의 가진통을 거치며 자궁경부는 점차 부드러워지고 길이도 짧아진다. 본격적인 출산은 이슬, 진통, 파수의 세 가지 징후와 함께 시작된다.

출산의 징후

이슬

출산이 임박해오면 가진통이 더욱 잦아지면서 이슬이 비치게 된다. 이슬은 피가 약간 섞인 점액성의 분비물로 이슬이 비치면 대략 10~72시간 뒤에 본격적인 진통이 오게 된다. 그러나 이슬과 진통의 순서는 사람에 따라 다르기 때문에 반드시 이슬이 비쳐야만 진통이 오는 것은 아니다.

진통

본격 분만은 태아를 밖으로 밀어내기 위한 자궁 수축에 의해 발생하는 극심한 진통과 함께 시작된다. 분만 시의 진통은 가진통과는 확실히 다른 양상을 보인다. 가진통은 간헐적이고 불규칙하게 오는 진통이다. 반면 분만이 시작될 때 느껴지는 진통은 처음에는 불규칙하지만 시간이 지날수록 점차 규칙성을 띠며 진통과 진통 사이의 간격이 짧아진다. 그리고 그와 비례하여 통증의 강도는 점점 더 세어지게 된다. 처음 진통은 20~30분 간격으로 오게 된다. 한 번 진통이 오면 약 10초~20초 정도 지속된다. 그러나 시간이 갈수록 진통간격이 10분, 5분으로 줄어든다.

파수

진통이 심해져 자궁 입구가 열리면 임신 기간 동안 태아를 감싸고 있던 양막이 터지며 양수가 흘러내리는 파수가 일어난다. 양수는 개인에 따라 차이가 있지만 대부분 많은 양의 따뜻한 액체가 뒷다리를 타고 주르륵 흘러내리는 느낌이 난다. 진통이 전혀 없이 파수가 일어나는 경우도 있는데 이를 조기파수라고 한다. 양막이 파열되면 태아를 감싸고 있는 보호막이 없어졌기 때문에 태아가 세균에 감염될 우려가 있어 되도록 빨리 병원에 가는 것이 좋다.

분만진행 과정

초산부의 경우 진통이 시작되고 나서 신생아가 태어나기까지는 약 16~18시간 정도가 소요되며 경산부는 이보다 짧아져 약 6~8시간 정도가 걸린다. 분만은 총 세 단계의 과정으로 나뉘는데 첫 단계인 분만 제1기는 개구기로 자궁구가 열리는 시기이며 제2기는 배출기로 태아가 질 밖으로 완전히 빠져나오는 단계이다. 또한 제2기가 끝나면 태반이 나오는 제3기인 후산기가 곧 이어진다.

제1기―개구기

자궁 입구가 열리는 시기로 전체 분만 과정 중 가장 많은 시간이 소요된다. 규칙적인 진통에 의해 자궁 문이 약 3cm가 열릴 때까지는 우선 자궁경부가 짧아지면서 부드럽고 얇아진다. 그러한 준비과정을 마치면 자궁 문이 본격적으로 열려 태아를 밖으로 내보낼 태세를 취하는데 점차 진통이 1분 간격으로 짧아지고 진통 지속 시간이 60초가량 지속되면서 약 10cm 정도까지 열리게 된다. 동시에 태아 역시 골반 아래 방향으로 내려오며 자궁 문이 모두 열리면 파수가 이루어진다.

제2기―배출기

자궁 문이 완전히 열리고 신생아가 골반 아래로 내려와 배출되는 시기이다. 이 과정은 개인차가 크기 때문에 한 시간 안에 태아가 밖으로 나오는 사람도 있고 몇 시간 정도가 소요되는 경우도 있다. 분만은 산모뿐 아니라 태아에게도 많은 에너지와 기력이 소모되는 일이다. 산모는 제 때 힘을 주어 태아를 밖으로 밀어내야 하는데 이때 자궁의 혈액 공급이 줄어들면서 태아에게 산소가 부족해질 위험성이 있다. 그러므로 무조건 무리하게 힘을 주기보다 진통 중간에 적당한 휴식을 취하면서 자연스럽게 힘이 주어질 때 힘을 주면 태아

역시 모체로부터 산소와 영양분을 충분히 공급받아 분만의 원활한
진행에 대비할 수 있다.

제3기-후산기

신생아가 태어난 후 약 5분 정도가 지나면 자궁은 원래 상태로 돌
아가기 위해 급속히 수축을 시작하게 된다. 그런 작용에 의해 뱃속
에 남아있는 태반은 자궁과 분리되며 밖으로 나오게 된다. 이 시기
를 후산기라고 한다. 이때 태반의 일부가 체내에 잔류하지 않고 완
전히 빠져나와야 산후 출혈의 위험이 없다.

아들, 딸 가려서
임신 준비하기 가능할까?

태어난 아기가 남아이기를 바란 것은 역사 문화적으로 모계가 중심인 사회를 제외하고는 동서고금을 막론한 공통적 현상이었다. 우리나라 역시 성리학이 정착된 조선 중후반 이후부터 최근까지도 남아선호 사상이 유난스레 강했다는 사실은 새삼 거론할 필요도 없을 것이다. 그에 따라 민간에는 아들을 낳기 위한 비방이 숱하게 전해져왔다. 심지어 영국의 쉐틀즈 박사 같은 이는 과학적으로 아들과 딸을 구별해 낳을 수 있는 환경적 조건을 규명했다. 아직까지도 그의 이론은 선택 임신 분야의 고전으로 인식되고 있다.

그런데 최근에 와서는 그러한 경향이 완전히 역전되고 있다고 한다. 통계청에 따르면 한때 셋째 아이 이상의 남녀 성비는 남아의 숫자가 월등하게 높아 우리나라의 남아 선호 경향을 여실히 보여주고 있었으나 2014년 이후부터는 남아와 여아의 출생 성 비율이 여아 100명 당 남아 103~107명의 정상 범위를 계속 유지 중이라고 한다. 굳이 아들을 낳기 위해 셋째 이상을 계획하던 예전의 남아 선호 풍조가 이제는 거의 사라졌다고 볼 수 있는 것이다.

그러나 남아선호 사상이 사라졌다고 해도 아들 딸 가려 낳기에 대한 관심 자체가 없어진 것은 아니다. 진료 현장에서 겪어보면 셋째 이상의 아이를 갖고자 하는 여성들은 기왕이면 원하는 성의 아이를 낳겠다는 의식이 강하다. 성별 선택은 여전히 선호하되 그 선택의 대상이 아들에서 딸로 변한 경우가 많아진 것이다.

주변을 보아도 요즘은 오히려 아들보다 딸이 갖고 싶어 셋째를 낳는 경우가 더 흔해졌다. 아들로 집안의 대를 잇는다는 개념이 많이 희석되었고, 제사를 지내지 않는 집안이라면 굳이 아들을 낳아야만 할 필요성도 적어진 탓이다. 또한 딸은 부모를 더 살뜰하게 챙기는 성향도 있고 결혼하면 육아 등을 위해 친정 근처에 가서 사는 것이 대세가 된 마당이니 그런 변화에 어느 정도 수긍이 가기도 한다. 그러니 이제는 아들 딸 가려 낳기에 대한 관심은 아들을 낳기 위한 것이라기보다 딸을 갖는 방법 쪽에 더욱 방점이 찍혀있다.

태아 성별을 가려 낳는 것은 자연의 섭리를 어기는 것이라 옳지 않다는 의견이 있기도 하다. 나 역시 그런 원론에 찬성한다. 그러나 나 자신 딸 둘을 낳은 후 세 번째는 아들을 낳았으면 하는 바람을 지녔던 엄마이다. 심정적으로는 반드시 성별을 가려 낳고 싶어 하는 여성의 심경을 그 누구보다 잘 알기 때문에 성별 선택의 필요성에 대해서도 어느 정도는 공감하는 편이다.

하지만 아무리 소망이 있다한들 태아 성 감별은 법적으로 엄연히 금지되어있고 해서도 안 되는 일이다. 원하는 성별의 아기가 아니라는 이유로 행해지는 낙태는 생명의 존엄성 측면에서 참으로 불행한 일이며 모체의 건강에도 치명적이기 때문이다. 체외수정 등에 의해 인위적으로 아들 딸의 성별을 결정하는 방법 역시 불법이다.

또한 아들 딸을 가려 낳을 수 있게 해준다는 여러 가지 방법들은 아직까지 의학적 이견이 있어 정설로 받아들여지지는 않는 상태이며 그러한 방법을 시도한다고 해서 100% 원하는 성별의 아이를 낳을 수 있다는 확신도 없다. 그럼에도 불구하고 여러 가지 개인적 사정에 의해 아들, 딸을 가려 낳고 싶다는 소망이 있다면 태아의 성별이 가려지는 수정 전에 단 몇 퍼센트의 확률이라도 높이기 위해 열심히 노력하는 편이 낫다고 생각한다.

딸만 둘이었던 우리 집은 온 가족이 친구요 동지처럼 똘똘 뭉쳐 재미있게 살아왔다. 딸들은 집안 분위기를 화사하게 만드는 센스와 기질이 있어 남편도 나도 아이들의 크고 작은 예쁜 짓으로 일상 속의 소소한 기쁨과 행복감을 느끼며 잘 살아가고 있었다. 그러나 남편이 맏이인 집안 내 사정도 있고, 내가 딸들과 같은 여성으로서의 암묵적인 공감을 나누듯 남편도 아들이 하나쯤 있어 남자들만의 유대감을 느끼는 것도 괜찮겠다는 생각에 만약 셋째를 갖는다면 아들을 낳으면 좋겠다는 바람을 가졌었다.

한의학을 비롯한 동양의학에서는 선택 임신의 방법들이 전해 내려왔다. 그리고 그중 현대 의학적 관점에서 논리적 타당성을 인정받을 수 있는 방식들의 요체는 성별이 결정되는 수정 단계에서 아들이 잘 들어설 수 있도록 모체의 체질을 개선하는 것이다.

셋째를 낳겠다고 마음먹은 후 나는 3개월간의 탕약 처방을 통해 스스로의 몸을 아들 수태가 용이하도록 잘 만들었다. 그 결과 셋째는 아들을 낳을 수 있었다. 임신 단계부터 내 모습을 지켜보며 함께 출산을 걱정해주던 주변 엄마들은 내가 원하던 성별의 아이를 갖게 되자 모두들 나를 경이로운 눈빛으로 바라보게 되었다. 이후 뜻하지 않게 나는 아들 딸 가려 낳기의 성공 모델로 부상했고, 한의원에 방문하시는 환자들이나 혹은 그분들에게서 입소문으로 전해들은 다른 분들도 내게 딸이나 아들을 낳을 수 있는 탕약을 지어달라고 일부러 찾아오시기도 한다. 물론 한의사로서의 나 자신은 한약 처방이 효과를 본 것이라 믿지만, 임상실험결과에 의한 수치적 우월성을 확인하기 어려우니 주변 분들에게 처방과 결과 간의 과학적인 연관관계를 확언해드리긴 힘들다. 대신 그분들의 간절한 소망에 부응하는 차원에서 참고삼아 이 지면을 통해 해당 내용을 다루어본다.

한의학에서 전해 내려온
성별 선택 처방

　문헌 속에 나타난 한의학의 처방들은 오랜 세월을 두고 치료 결과로 드러난 임상적 효과에 근거한다고 볼 수 있을 것이다. 누대를 걸쳐 치료의 대상이 된 수많은 환자들을 표본으로 하는 일종의 통계적인 결과인 것이다.

　오늘날의 서양 의학적 견지에서 보자면 수긍이 가지 않는 일부 내용이 있을지라도 그것은 시대가 주는 어쩔 수 없는 제약이었다고 생각한다. 서양의 과학조차도 역사적으로 신성과 과학이 분리되지 않은 채 혼재되었던 한 시절이 있었고, 수많은 과학자들은 검증되지 않은 민간의 편견을 과학적 실험결과 혹은 수학적 증명으로 반증하며 세간의 인식을 바꿔왔다. 한의학이나 동양의학 역시 동의보감이나 황제내경처럼 의술의 원전이 되어온 의서가 있긴 하지만 시대가 변하며 오늘날의 한의들은 그 기본 원리를 토대로 하되 보다 과학적인 관점에서 그 내용을 재해석하고 시대적 변화를 감안하여 취사선택하는 지혜로 환자를 진료하고 있다.

　그런데 재미있는 것은 서양의학에서는 비교적 근래 들어 과학적 규명이 시도되고 있는 성별 선택 임신 이론의 핵심 내용이 한의학에서는 이미 오래 전부터 처방으로 실재하고 있었다는 점이다. 그 핵심이란 바로 특정 성의 아이가 들어서기 위해서는 모체의 체질이나 자궁, 질 등의 환경이 특정 성향을 띠어야 한다고 보는 시각이다. 서양의학적으로는 그것을 산성 또는 알칼리성으로 이분하여 딸을 원하면 산성의 체질을, 아들을 원하면 알칼리성의 체질을 만들기 위해 노력하듯 한의학에서도 그와 일맥상통하는 견지로 선택 임신을 위한 처방을 내려왔다.

한의학에서 아들과 딸을 가려 낳는 방법은 주로 아들을 낳는 방법에 치중되어 있었던 것이 사실이다. 딸을 선호하는 경향은 근 몇 년 새의 변화이니 어찌 보면 당연한 일일 수 있다. 아들을 임신할 수 있도록 하려면 모체의 체질과 자궁 관련 기관을 아들이 잘 들어서는 성향으로 바뀔 수 있도록 한약을 처방하여 체질을 변화시켰다. 한방에서는 우선 모체에 음기(陰氣)가 충만해져야 아들의 기운인 양기가 생겨남으로써 아들을 임신할 가능성이 높아진다고 보고 있다. 따라서 아들의 수태 확률을 좀 더 상승시키기 위해서는 모체를 음기가 충분한 체질로 만들어주는 처방이 필요하다. 이런 목적으로는 주로 육미지황탕(六味地黃湯)류가 쓰인다. 또한 한의학 문헌상에 등장하는 약쑥 등은 그 과학적 성분이 알칼리성이기 때문에 질 내 환경을 아들 정자에 유리한 알칼리성으로 만들기 위해 중조를 이용하는 서양의학적 방법과 맥을 같이 한다고 볼 수 있다.

그러나 서양의학적인 선택임신이든 한의학적 처방이든 어디까지나 모체의 체질과 자궁의 상태 등을 아들의 수태에 더 유리한 환경으로 만들어준다는 의미가 있을 뿐, 그러한 방법을 쓴다고 해서

100% 아들을 임신한다고 보장할 수는 없다. 그러므로 원하는 성별의 아이를 갖기 위해 진인사대천명의 심경으로 노력해본다는 차원의 접근이 필요하며 과도한 맹신은 삼가는 것이 좋다.

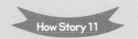
결혼 4년차 다낭성난소증후군 진단 후
생리 횟수가 점차 줄어드는 현선씨, 임신을 준비하다

32세의 나현선(가명) 환자는 결혼한 지 4년이 되었지만 회사 일이 바빠 임신을 계속 미루고 있었다. 평소 생리가 규칙적인 편은 아니었고 생리통도 있었지만 설마 임신이 안 될 거라는 생각은 해본 적이 없다. 생리 날짜는 몸 상태에 따라 얼마든지 바뀔 수 있다고 생각했기 때문이다. 또한 생리로 인한 통증이 느껴질 때마다 진통제를 한두 알 먹으면 바로 좋아졌고 주변 친구들도 대부분 가볍든 심하든 어느 정도는 생리통이 있어 문제가 될 거라 여기진 않았다.

그런데 결혼 후 해가 거듭되자 점점 시댁에 눈치가 보이기 시작했다. 남편도 이제는 아이가 하나쯤 있으면 좋을 것 같다는 희망을 내비치곤 했다. 물론 현선씨 자신도 친구들이 하나 둘씩 아기가 생기기 시작하니 더는 미룰 수 없다는 생각에 임신을 결심하게 된다. 하지만 막상 아이를 가지려고 시도해보니 임신이 생각보다 쉽게 이루어지지 않았다. 현선씨는 더럭 걱정이 앞섰다. 혹시 나도 그 말로만 듣던 불임증인 걸까.

산부인과에서 정밀 검진을 받은 결과 현선씨는 다낭성난소증후군으로 진단되었다. 그 때문인지 시간이 갈수록 생리 횟수가 점차 줄어들기 시작했다. 호르몬 주사를 맞아도 그 당장에만 효과가 있을 뿐, 나중에는 생리 자체가 시작되지 않았다. 호르몬치료에 대한 기대감을 가질 수 없게 된 현선씨는 친구의 소개로 우리 한의원에 오게 되었다.

임상 경험상 임신과 관련된 체질 불균형과 기능 저하 등 여러 가지 복잡한 원인에 의해 발생하는 불임은 외과적 수술이 필요한 자궁의 기형 등이 아닌 한, 한의원 치료가 효과적일 경우가 많았다. 특별히 원인을 알 수 없는 불임이었으나 한방 치료로 임신이 가능해진 환자도 적지 않다. 현선씨는 체내 호르몬 불균형이 원인이 된 다낭성난소증후군이었기 때문에 그러한 불균형을 불러일으키는 체질적 문제를 해결함으로써 좋은 결과를 얻은 경우이다.

어혈로 인한 혈액순환 장애로 자궁이 차갑고 부종이 잘 나타났던 현선씨에게는 그러한 문제점을 바로잡아주는 탕약을 처방했다. 동시에 자궁심부온열치료, 약침 등을 이용하여 약 3개월 간 치료를 진행했다. 다행히 치료가 끝나자마자 바로 임신이 되었고 건강한 남자아이를 출산했다. 출산 후에는 아기와 함께 내원하며 면역력 관리를 받고 있다.

산전관리,
생리가 고른지부터 살펴보자

　동의보감에서는 아이를 낳게 하려면 먼저 월경이 고른지 아닌지 여부를 살펴야 한다고 했다. 또한 생리가 고르지 않다면 반드시 약을 써서 고르게 만들어야 한다고 강조하고 있다. 규칙적인 생리가 일어난다는 것은 체내 기혈순환이 순조롭고 호르몬 분비의 균형이 맞아 온몸의 기능이 정상적으로 이루어지고 있다는 의미이기 때문일 것이다. 임신을 준비 중인 가임기 여성이라면 우선 생리불순부터 다스려야 한다.

　또한 자궁건강이 균형을 잃어 잦은 유산을 경험했거나, 늦은 나이에 출산을 준비하는 여성, 시험관 아기 시술의 실패 등 난임과 불임으로 임신이 어려웠던 여성이라면 먼저 자궁의 건강을 회복시킴으로써 자연스러운 임신이 가능하도록 도와주는 한방 산전관리가 필요하다. 한방의 불임 치료는 체내의 불균형한 상태를 바로잡아주기 때문에 불임 요인 중 적지 않은 비중을 차지하는 원인 불명의 불임 증세에 효과가 크다.

불임과 난임

난자는 한 달에 한 번 한 개가 배란되며 약 8~24시간 정도 살아 있다. 정자는 한 번 사정 시 약 2~3억 개 정도가 방출되지만 산성의 질 속을 통과하며 대부분 죽게 되고 겨우 0.1%인 2~30만 개만 살아남아 자궁까지 진출한다. 그러나 그 중에서도 수란관까지 도달하여 배란된 난자와 만난 후 수정에 성공하는 것은 단 한 개일 뿐이다. 게다가 정자의 수명은 약 3일 정도 되니 배란이 되었다 해도 제 때 수정이 이루어지지 않으면 임신이 성립되지 못한다. 임신이라는 것이 얼마나 치열한 생존경쟁의 결과이고 어렵사리 이루어지는 것인지 잘 알 수 있는 대목이다.

하지만 그조차도 정상적인 난자의 생성과 배란, 수정이 가능할 정도로 충분한 정자의 생성과 함께 이동 가능한 경로의 확보 등이 전제가 되었을 때 가능한 이야기이다. 그러한 기능과 조건들이 제대로 갖춰지지 못해 발생하는 불임과 난임을 어떻게 극복할 수 있을까.

우선 불임이란 명확히 어떤 증상인지 알아보자. 불임은 정상적인 부부관계가 지속되고 피임을 하지 않음에도 1년 동안 임신이 이루어지지 않는 상태를 의미한다. 불임은 다시 일차성 불임과 이차성 불임으로 나뉜다. 일차성 불임이란 한 번도 임신을 한 경험이 없는 경우이고 이차성불임은 임신을 한 경험이 있으나 이후 다시 임신이 이루어지지 않는 경우를 말한다. 불임이란 표현이 주는 부정적 의미와 어감 때문에 최근 들어서는 쉽게 임신되지 않지만 치료를 통해 임신이 가능한 상태인 난임이란 용어가 보다 합리적인 것으로 받아들여지고 있다. 또한 모자보건법의 법령에서도 2012년 불임이라는 용어를 난임으로 개정하였다.

불임의 원인

결혼을 하고도 아이가 태어나지 않으면 그 원인이 여성에게 있다고 여기는 경향이 있어왔다. 그러나 불임의 원인은 부인과 남편 양쪽을 모두 살펴보아야 한다. 남성 쪽에 원인이 있는 경우도 전체 불임 부부의 약 30~40%라고 알려져 있기 때문이다. 남성의 불임은 대개 정관이나 부고환 등 정자가 이동하는 통로가 폐쇄되어 정액의 이동이 차단된 경우, 정자 형성이 정상적으로 이루어지지 않는 경우, 고환의 혈액순환을 막는 정계정맥류 같은 특정 질환, 발기부전 등 성기능 장애가 원인인 경우가 많다. 또한 과도한 음주나 흡연도 정상적인 임신에 악영향을 끼치는 요인으로 알려져 있다.

여성의 불임은 좀 더 다양한 요인이 작용한다. 그중 대표적인 것을 요약해보면, 우선 난소에서 배란이 제대로 이루어지지 않는 배란 장애를 들 수 있다. 배란장애는 여성의 불임 원인 중 가장 높은 비중을 차지하며 주로 고연령으로 인한 난소 기능저하와 다낭성난소증후군, 호르몬 생성 및 분비 이상 등에 의해 발생한다. 또한 지나친 비만, 무리한 다이어트나 갑작스런 체력저하 등도 배란장애를 일으키는 요소로 작용할 수 있다.

두 번째는 난관 폐쇄나 유착 등 난관의 손상을 들 수 있다. 난관은 난소에서 배란이 이루어진 난자가 정자와 만나 수정란이 되는 장소이다. 그러나 골반염이나 수술로 인한 유착, 자궁내막증 등에 의해 난관이 막히면 수정 자체가 이루어지기 힘들다.

세 번째는 자궁에 각종 문제가 있어 착상이 불가능한 경우이다. 자궁의 기형이거나 이전의 수술로 인한 자궁유착, 자궁내막의 증식 장애를 비롯해서 자궁근종이 있을 때도 수정란이 착상하기 어려워 불임이 된다.

네 번째는 자궁경관의 점액에 원인이 있는 경우이다. 정자가 질 속에 들어오면 자궁경부 내부에 있는 자궁경관을 통과해야 자궁 속으로 들어갈 수 있다. 이때 자궁경관의 점액은 정자에 영양을 공급해주거나 움직임이 원활하게 이루어질 수 있도록 도와주고 불량한 정자는 걸러내는 역할을 한다. 그러나 감염 등 어떤 원인에 의해 점액이 변성되면 정자가 자궁으로 유입되는 것을 방해하게 된다. 또한 정자를 공격하는 항체가 몸에 형성되어있는 여성의 경우는 자궁경관의 점액을 비롯하여 자궁 내에서 항체가 활동할 수 있는 모든 부분에서 정자를 적으로 인식해 공격하기 때문에 불임이 유발된다.

다섯 번째는 몸에 심각한 전신질환이나 만성질환이 있는 경우이다. 개인에 따라 각 질환이 불임을 일으키는 경로는 차이가 있지만 중대한 질환으로 인해 생식기능이 원활히 이루어지기 힘든 상황이라고 볼 수 있다.

여섯 번째는 명확한 원인을 알 수 없는 경우이다. 각종 검사를 시행해 보아도 특별한 원인 없이 임신이 이루어지지 않는 상태로 전체 불임의 약 10~30%를 차지하고 있다.

불임의 진단과 치료

불임을 극복하고 임신을 성공시키기 위해서는 먼저 불임의 원인이 어디에 있는지 정확히 알아내는 것이 중요하다. 불임을 진단하기 위해 병원에 방문하면 우선 건강상태를 체크해보기 위한 기초 검사를 시행한 후 혈액검사를 통해 각종 호르몬의 이상이 있는지 확인하게 된다. 또한 초음파검사로 난소와 자궁의 이상 여부와 함께 배란이 제대로 이루어지는지 살펴본다. 동시에 남성에게 원인이 있는지를 확인하기 위한 정액검사도 시행되며 난관폐쇄나 자궁유착, 혹은 관련 질환이나 기형이 있는지 알아보는 자궁난관조영술이 실시된다. 자궁경관점액의 상태를 점검해보는 점액검사와 함께 필요한 경우 성관계 후 점액검사를 할 때도 있다. 이러한 검사들에서 특별한 이상이 발견되거나 불임의 원인을 발견할 수 없을 때는 진단복강경 검사 등 보다 상세한 검사를 추가로 시행할 수 있다.

불임이 진단되면 밝혀진 원인에 따라 대략 세 가지 방향의 치료가 행해진다. 우선 배란장애가 있는 여성에게 배란을 유도하기 위해 호르몬제제를 투입하는 방법이다. 에스트로겐 길항제 역할을 하는 클로미펜이라는 합성 에스트로겐 제제를 비롯해서 배란을 유발하는 시상하부-뇌하수체-생식샘호르몬 축과 관계된 여러 가지 호르몬 제제를 적절히 활용하여 배란율을 높이고 임신이 가능하도록 만들어준다.

두 번째는 외과적 수술을 통해 임신의 방해 요소를 제거하고 임신 기능을 회복하도록 만들어주는 방식이다. 난관이 폐쇄되거나 유착 혹은 손상 등 난관이상이 있는 경우 개복을 하거나 복강경을 통한 수술이 이루어진다. 또한 자궁의 기형 중 임신과 출산에 지장을 주는 형태에 적용되는 자궁경을 이용한 수술도 행해진다. 자궁근종이나 용종의 위치가 불임의 원인이 되거나 자궁내막유착이 있어 임신 시 유산의 위험성이 있는 경우도 제거수술과 유착박리술을 시행할 수 있다.

세 번째는 인공수정이나 체외수정시술(시험관아기시술) 같은 보조생식술로 임신이 되도록 도와주는 방법이다. 인공수정은 정자를 여성의 생식기관 내로 주입하여 인공적으로 수정시키는 방식이다. 남성의 정자가 수정이 가능할 만큼 충분하지 않거나 무정자증인 경우, 자궁경관점액 이상이나 항정자항체의 보유 등 정자가 여성의 자궁경관을 통과하기 어려운 경우에 주로 이용된다.

체외수정시술 혹은 시험관아기시술이란 배란유도를 통해 배란된 난자를 채취하여 시험관 속에서 정자와 수정시킨 후 배아 상태가 된 수정란을 여성의 자궁내막 안에 이식하는 방법이다. 난관이 폐쇄되거나 상실된 경우, 자궁경관에 문제가 있거나 항정자항체 때문에 정상적인 정자의 자궁 진입이 어려운 경우, 정자감소증 등 불임의 원인이 남성 측에 있는 경우, 자궁내막증, 원인을 알 수 없는 불임의 경우 등에 적용된다.

불임과 난임의 한의학적 치료

한의학에서는 종자지도(種子之道)라는 말로 임신과 불임을 설명하고 있다. 임신을 밭농사에 비유하여 정자는 씨앗으로 자궁을 밭으로 보고 있는 것이다. 농사가 순조롭게 이루어져 풍성한 수확을 얻기 위해서는 우선 씨앗이 튼실하고 온전해야만 한다. 밭을 이루는 토양도 영양이 풍부하고 배수가 잘 되며 온도와 습도가 적당해야 씨앗이 제때 싹을 틔우고 열매를 맺을 수 있다. 임신도 마찬가지이다. 임신이 성립되어 태아가 잘 자라기 위해서는 먼저 남성의 정자가 건강해야 한다. 여성의 자궁은 영양을 전달하는 혈액이 풍부하고 진액의 순환이 원활해야 임신이 잘 이루어지고, 태아가 편안하게 안착하여 자랄 수 있다.

불임이 되는 이유는 신허(腎虛)와 간울(肝鬱), 기혈허약(氣血虛弱), 습담(濕痰), 어혈(瘀血) 등으로 요약할 수 있다. 또한 자궁을 너무 차게 하면 한증(寒症)이 생겨 자궁의 기능이 정상적으로 작동하지 않는다. 신장과 간장 등의 기운에 문제가 생기고 기혈이 허약해지면 자궁이 라는 밭에 양분과 수분이 제대로 공급되지 않는다. 자궁이라는 밭이 한랭하여 한겨울처럼 꽁꽁 얼어있거나 어혈이 뭉쳐 흙이 울퉁불퉁 거칠어지고 습열과 습담으로 통기성이 불량하면 온도와 습도에 문제가 생겨 임신이라는 수확을 거둘 수 없다.

임신이 잘 되는 자궁의 토양과 환경을 만들기 위해서는 먼저 흐트러진 호르몬의 균형을 맞춰주고 생식기능이 정상적으로 작동될 수 있도록 몸의 기운을 북돋아주어야 한다. 또한 난관 등 자궁기관의 유착이나 손상 등에 대한 양방의 외과적 수술이나 인공수정, 시험관 아기시술이 시행되기 전후에도 자궁의 기능 회복과 몸의 면역력 증강 등 자생적인 치유력을 길러주기 위한 한방치료가 병행된다면 보다 바람직한 결과를 얻을 수 있을 것이다.

특히 평소 생리통과 생리불순에 시달리는 미혼여성, 시험관아기를 실패한 경험이 있거나 잦은 유산을 겪은 여성, 늦은 출산을 준비 중인 고령의 여성이라면 반드시 한방 치료를 통한 산전관리로 임신 전 자궁건강을 확보할 필요가 있다.

호르몬 분비 등 내분비기능을 고르게 하여 규칙적인 배란을 유도하고 혈액순환 개선과 온기 회복을 통해 자궁의 환경을 수정과 착상이 순조롭게 이루어질 수 있게 만들어주어 자연적인 임신의 성공률을 높이기 위한 내 산전관리 처방은 대략 네 가지 유형에 초점이 맞춰져 있다. 몸에 나타나는 여러 증상들을 진찰한 후 난임 유형을 한열허실로 분석하여 진단하고 각각의 증상과 관련된 장부의 기능상 불균형 등을 바로잡아 불임과 난임을 해소하는 것이다.

불임과 난임 해소를 위한 산전관리 유형

한증(寒症)

내원한 환자를 살펴보면 자궁부위가 전체적으로 냉해서 임신이 쉽게 이루어지지 않는 경우가 많다. 이 경우는 자궁과 관련된 경맥을 열어주고 혈액순환을 개선해줌으로써 자궁기능이 원활하도록 만들어주는 쑥뜸과 온열요법, 자궁과 하복부의 온기를 회복시켜주는 약재의 처방을 통해 한증을 풀어주게 된다.

열증(熱症)

평소 매운 음식을 자주 먹는 식습관을 지녔거나 감정의 기복이 심하고 스트레스를 많이 받는 여성은 기혈에 울체가 생기면서 열이 발생하여 순환에 장애가 일어나게 된다. 이 경우는 막히고 정체되어있는 기운을 풀어주는 처방으로 혈액순환이 잘 이루어지도록 개선시키는 치료가 이루어진다.

허증(虛症)

기혈이 부족하여 신체의 기력이 전반적으로 허약하고 자궁의 기능 또한 약해진 경우이다. 평소 식은땀을 잘 흘리고 맥이 약하며 조금만 움직여도 피로해지는 등의 증상을 보인다. 이런 유형의 여성에게는 간장과 신장의 기능을 보호해주고 기운을 북돋아주며 혈액의 생성과 순환을 좋게 하여 맥을 조화롭게 만드는 처방과 치료로 허증을 다스린다.

실증(實症)

평소 기름지고 자극적인 음식을 좋아하고 음주 등으로 인해 신체에 습한 기운이 발생하면 담으로 뭉치기 쉽다. 몸 안의 담과 습을 제거하고 간에 울결된 기운을 풀어주며 기혈의 순환을 원활하게 해주는 처방과 치료를 하게 된다.

불임과 난임 해소를 위한 처방과 치료

산전하우탕

불임과 난임을 이겨내고 건강한 임신이 가능하도록 하기 위해 산전하우탕이 처방된다. 산전하우탕은 여성 개개인의 체질적 특성과 몸의 상태에 맞추어 불임과 난임을 유발한 체내 불균형을 바로잡는 약재들을 적절히 배합한 1:1의 맞춤 처방을 의미한다.

자궁튼튼침

자궁튼튼침이란 기해혈, 혈해혈, 주기혈 등의 혈자리에 침을 놓아 막혀있는 기혈의 흐름을 잘 통하게 하는 침법이다. 이를 통해 자궁관련기관의 혈액 순환을 원활하게 해주고 냉한 자궁에 온기를 부여하여 임신이 잘 되는 환경으로 만들어준다. 또한 주기적으로 침을 놓음으로써 난소와 자궁의 생리 및 생식기능을 향상시키고 골반 근육을 강화해 그 안에 자리 잡고 있는 생식기관들을 안정적으로 작동할 수 있게 도와주며 탕약의 효과를 상승시켜 주기도 한다.

면역약침

약침은 자궁의 면역력을 높이고 염증을 없애는 등 자궁질환 치료 효과가 있는 한약재에서 추출하여 정제한 한약 성분을 침을 통해 경혈이나 혈맥에 투입함으로써 약재의 치료 효과를 극대화시키려는 한방치료방식이다. 면역약침은 오랜 기간 축적된 임상 치료 효능을 통해 부작용 없는 안전한 치료로 인정된 한방 의료행위이며 간편한 치료를 통해 빠른 효과를 볼 수 있다는 장점이 있다. 또한 면역력을 상승시키는 효과가 있으며 다른 한방치료와 병행이 가능하다.

자궁심부온열요법

한증으로 자궁이 냉해지면 난임이나 불임의 원인이 된다. 자궁이 차갑다는 것은 혈액순환이 잘 안 되어 영양분과 산소의 공급이 제대로 이루어지지 않고 대사작용으로 인한 몸 속 노폐물이 제때 제거되지 않아 쌓임으로써 각종 자궁질환을 일으키는 염증과 어혈 등 독소로 작용할 수 있다는 의미이다. 자궁심부의 온도를 올려줌으로써 기혈의 순환을 원활하게 만들어주면 자궁내막에 영양분과 산소가 풍부해지며 염증이 해소되는 등 자궁의 면역력이 향상된다. 자궁심부온열요법은 자궁과 골반 부위 깊은 곳의 체온을 상승시켜 수정란이 자궁내막에 안정적으로 착상하고 건강한 태아로 성장할 수 있도록 자궁 환경을 조성해주는 치료법이다.

좌궁단(坐宮丹)

좌궁단은 각종 생약성분으로 이루어진 좌약식 한약으로 질 내부의 노폐물을 없애주고 어혈을 풀어주어 질염으로 인한 냉, 하복부 냉증, 자궁근종, 난소낭종, 난임과 불임, 불감증을 비롯한 각종 자궁 질환을 낫게 하는 효능이 있다. 입으로 복용하는 내복약에 비해 환부에 직접 약효가 퍼지기 때문에 약재의 흡수력이 빠르고 소화기 계통에 무리를 주지 않는다는 장점이 있다. 또한 약물이 환부의 가장 근접한 부위까지 도달하므로 치료효과가 신속하며 하루 한 번 삽입하는 방식이므로 사용이 간편하다. 좌궁단은 평소 비만하거나 생리불순과 생리통이 심하고 질염으로 인한 분비물로 고생 중인 여성, 무배란과 불임, 유산 또는 제왕절개의 경험이 있는 여성에게 필요한 약재이다.

공진단, 산삼단을 이용한 면역 증강 요법

예로부터 기혈순환을 돕고 허약한 체력을 강화해주는 보약으로 알려진 공
진단과 산삼단을 이용한 면역 증강 요법도 불임과 난임 치료에 사용된다.
동의보감에도 기록되어있는 공진단은 예로부터 황제에게 진상되던 보약으
로 유명하다. 사향, 녹용, 산수유, 당귀를 재료로 하여 만들어지며 항산화
및 항염증 효과, 체력보강과 간 기능 회복, 보혈작용과 함께 생리 및 생리불
순을 치료하며 생식기능강화에 효능이 있다. 그와 비슷한 효능을 지녔으며
항산화효과와 간 기능 개선효과, 항암 항염증 효과가 있는 것으로 연구된
산삼단도 불임 치료에 효과적인 한약이다. 몸의 면역력이 강화되면 자궁의
기능이 활발해지고 난임과 불임의 원인이 된 여러 질환들에 대한 자연치유
력이 향상되어 임신 가능성이 한층 높아지게 된다.

하우연해독환

해독환은 독성을 제거하는 법제 과정을 거친 유황을 주성분으로 부자, 운
모, 백반 등을 첨가하여 만들어지며 발암물질과 중금속 등 몸속의 유해 물
질들을 해독하고 숙취와 변비에 뛰어난 효능이 있다. 또한 생리불순, 생리
통 등 각종 자궁질환을 다스려 난임과 불임의 근원을 제거하는데도 효과가
있다.

임신과 자궁건강

    산전관리를 통해 건강한 임신이 이루어지고 나면 특별한 이상이 없는 한 약 280일의 임신기를 무사히 보낸 후 귀여운 신생아와 만나게 된다. 그러나 동시에 한 순간도 장담할 수 없는 것이 바로 임신 시기라고 할 수 있다.

    시시각각으로 변화해가는 생명을 잉태한 만큼 태아에 영향을 줄 수 있는 여러 가지 유해요소를 비롯하여 몸 안의 병변과 외부의 세균 침입 등에 대해 홀몸이었던 시절보다 더더욱 조심을 기해야 할 수도 있기 때문이다. 임신을 초기, 중기, 후기로 나누어 각 시기별로 알아두어야 할 필수 사항과 자궁 및 태아 건강을 위해 주의해야 할 점을 알아보자.

임신 초기 주의사항

통상적으로 임신은 마지막 월경주기의 첫째 날부터 42주가 되는 날까지의 총 임신기간을 삼등분하여 초기, 중기, 후기로 나눈다. 임신 초기는 그중 첫 번째 기간인 임신 약 14주까지의 기간이다. 이시기에 태아는 왕성한 세포분열을 통해 수정란이 배아로, 다시 배아가 태아로 성장하면서 이미 한 사람으로서의 신체의 틀이 완성된다. 몸속 기관과 조직이 만들어지는 단계이기 때문에 태아의 발달에 지장을 줄 수 있는 각종 금기 약물의 복용 등을 삼가야 하고 알콜이나 흡연 등 태아의 성장을 방해하는 유해요소를 적극적으로 피해야 한다.

임신의 확인

임신이 되었는지 모르는 상태에서 본의 아니게 태아에게 유해한 물질을 섭취하는 등의 위험을 막기 위해서는 임신부가 되도록 조기에 임신 사실을 알고 있는 편이 바람직할 것이다. 생리예정일이 지났음에도 생리를 시작하지 않고 가벼운 복부 통증과 함께 피로감이 느껴지며 평소보다 소변을 자주 보게 된다면 임신테스트기를 사용하여 임신여부를 체크해보는 것이 좋다. 한방에서는 맥진을 통해 좀 더 이른 시기에 임신여부를 확인할 수 있으므로 다니고 있는 한의원을 방문하여 확인해보는 것도 괜찮다.

임신진단시약을 통한 자가진단

임신진단시약을 통해 임신 여부를 확인해보는 임신테스트기는 약국 등에서 간편하게 구입할 수 있다. 소변을 시약과 반응시켜 대조선(C)과 검사선(T)을 나타내는 두 부분에 모두 선이 보이는 양성의 결과가 나타나면 임신이 된 것이다. 태반에서 합성되는 대표적 임신호르몬인 인간융모막생식샘자극호르몬(HCG)은 아직 태반이 형성되기 이전인 수정 후 10~14일경부터 분비되기 시작한다. 임신진단시약은 소변 속에 함유된 이 호르몬의 반응 유무로 임신 여부를 판별하는 것이다.

그러나 수정 후 10일 이내에 검사하거나 HCG가 농축되어있는 아침 첫 소변으로 검사하지 않을 경우 호르몬이 제대로 검출되지 않을 가능성이 있기 때문에 잘못된 판정이 나올 수도 있다. 임신테스트기는 어디까지나 참고용으로 쓰여야 하며 테스트에서 임신이라는 결과가 나왔다면 반드시 전문의의 검진을 통해 임신 여부를 확인한 후 바로 임신 관리에 들어가는 것이 바람직하다.

병원에서 임신 확인하기

산부인과에 방문하면 혈액검사와 초음파검사로 임신 여부를 확인하게 된다.

① 혈액검사

우선 소변검사와 혈액검사를 통해 임신한 여성의 소변과 혈장에서 발견되는 임신호르몬 HCG의 수치를 측정하여 임신 여부를 명확히 가리게 된다. 혈장 속 HCG는 수정란의 착상이 이루어지는 시기에 검출할 수 있고 소변검사로는 그보다 2~3일 늦게 검출 가능하다.

② 초음파검사

임신 초기에는 보다 정확하고 빠르게 임신 여부를 알 수 있는 질 초음파를 통해 임신을 확인한다. 그러나 임신 10주 이상이 되면 복부 초음파를 우선적으로 사용하고 필요시 질 초음파를 사용한다. 생리주기에 따라 달라질 수 있지만 대략 임신 4주~5주 쯤 되면 경질 초음파를 통해 아기집인 임신낭을 확인할 수 있고 6주가 되면 심장 박동이 보이게 된다.

임신 초기 주의사항

임신 초기에 주의해야 할 약물

태반은 모체로부터 오는 물질을 선택적으로 통과시키는 특성이 있다. 그러나 안타깝게도 일부 유해 물질의 경우에는 그러한 차단막이 작용하지 않는다. 특히 이소트레티노인 성분의 여드름치료제는 기형아 유발의 위험성이 있으며 정신장애를 일으킨다는 연구결과가 있다. 비스테로이드성 소염진통제와 경련치료제인 발프로산 역시 기형아가 발생할 가능성이 있다. 또한 남성호르몬인 안드로겐을 억제하여 탈모치료제로 쓰이는 피나스테리드 성분은 남아의 외부생식기에 기형을 가져올 수 있고 항생제 종류 중 테트라사이클린은 태아의 치아를 누렇게 변색시키기 때문에 임신 중 복용을 삼가야 한다.

한편 약물 못지않게 위험한 요소로는 풍진바이러스와 음주를 들 수 있다. 임신 중인 여성이 풍진을 앓게 될 경우 뱃속의 태아는 지능 장애, 폐렴, 간염, 자반병, 빈혈, 수막염은 물론 시각, 청각과 심장 등에 기형이 생기는 선천성풍진증후군을 갖고 태어날 가능성이 높아진다. 특히 태아의 조직과 기관이 형성되는 임신 초기에 감염될 경우 발생할 확률이 최고 약 90%까지 높아지고 임신후기로 갈수록 줄어들기 때문에 임신 전 반드시 풍진예방주사를 접종하여 항체가 형성된 것을 확인해보는 것이 좋다.

음주의 경우 뇌와 심장, 척추, 안면 등의 기형과 함께 정신장애가 나타나는 태아알코올증후군을 발생시킬 위험성이 있다.

엽산의 섭취

임신 중이라고 해서 모든 형태의 약제가 금지되는 것은 아니다. 비타민 B군 제제인 엽산의 경우는 태아의 신경관 형성에 절대적 역할을 하며 부족할 경우 무뇌아 등의 기형아가 발생할 확률이 높아지기 때문에 임신 중인 여성에게 복용이 권장되고 있다. 임신 3개월 이전부터 임신 초기 기간 동안은 반드시 복용하는 것이 좋고 현재

당뇨병이 있거나 이전에 기형아를 출산한 경험이 있는 여성이라면 필수적으로 복용해야 한다. 엽산은 녹황색채소 등 식품에도 들어있지만 열에 취약하여 조리 시 대부분 파괴되므로 영양제 형태로 복용하는 것이 바람직하다.

임신 초기 질환과 한의학적 치료

입덧

임신 초기에 대부분의 임신부를 괴롭히는 가장 대표적인 질환이 바로 입덧이다. 입덧은 특정 음식물에 대한 구토와 구역이 주증상이며 전체 임신부의 약 80% 정도가 입덧을 경험한다고 알려져 있다. 보통 마지막 생리일로부터 약 4주~8주 사이에 시작되어 임신 초기 말에 소멸되지만 그중 일부는 임신 5~6개월까지 지속되기도 한다. 특히 위장이 비어있는 상태에서 증상이 심하게 나타나는 경향이 있다.

입덧의 원인은 아직 명확히 밝혀지지 않았으나 임신 초기에 다량 분비되는 임신호르몬인 HCG와 에스트로겐 등 호르몬 변화가 입덧을 유발한다는 연구결과가 있다. 태아에게 나쁜 성분을 섭취하지 않게 하려는 본능적 거부작용이거나 진화학적인 신체 작용이라는 이론도 있다.

대부분 일정 시기가 되면 사라지지만 입덧이 너무 심해 영양 섭취에 지장이 가는 정도라면 태아의 건강한 성장을 위해 의료진의 도움을 받는 것이 좋다. 과도한 구역과 구토가 나타나는 임신오조 상태가 되면 입원 치료가 필요하다. 또한 구역질과 구토가 나타난다고 해서 무조건 입덧으로 단정하지 말고 다른 질환의 가능성에 대해서도 살펴보아야 한다. 구역질, 구토와 함께 복통, 두통, 발열 등의 증세가 동반되거나 임신 초반이 아닌 9주 이후에 처음 증상이 발생한다면 전문의의 검진을 받아보는 편이 바람직하다.

심한 입덧의 치료로는 구토로 손실된 수분과 전해질을 보충해주며 구토억제제를 사용하기도 한다. 체중감소를 막아주는 영양분의 보충 등이 필요하기도 하다. 그러나 구토억제제의 경우는 태아에 미치는 영향에 대해 아직 안정성이 확보되어있지 않아 사용에 신중을 기해야 한다.

한의학에서는 임신으로 인해 생리가 멎으면서 밖으로 배출되지 않고 자궁에 몰린 충임맥의 기혈로 인해 충기(衝氣)가 과도하게 성해지며 위로 올라가 위장을 침범하여 나타나는 증상을 입덧과 임신오조로 보았다. 각자의 체질적 특성과 체내 생체 기능의 불균형 양상에 따라 그 원인은 다시 세부적으로 비위가 허약하거나, 혹은 간과 위의 기능이 조화롭지 못하고, 습담이 정체되어 있는 상태로 나누어지며 각각의 원인에 따른 약재 처방과 침치료가 이루어지게 된다.

입덧을 개선하기 위한 한방 치료는 각종 연구에 의해 그 효용성이 과학적으로 입증되고 있으며 태아와 산모의 건강을 유지시켜 건강한 출산에 이르게 한다는 결과들이 속속 나오고 있다. 또한 현재 국내 한의원에서는 과학적 연구와 임상 근거를 통해 유효성과 안전성이 확보된 약재들만을 사용하므로 안심하고 복용해도 좋다. 그러나 임신 중, 특히 임신 초기의 약재 섭취는 반드시 한의학 전문의와 상담을 통해 처방 여부를 결정해야 하며 복용 시에도 꼭 필요한 용법, 용량을 지키는 것이 바람직하다.

유산

생존 가능성이 있는 임신 20주 이전에 태아가 사망하여 임신상태가 소실되는 것을 유산이라고 한다. 유산은 주로 아직 태반이 완성되지 않아 불안정한 시기인 임신 2~3개월에 주로 발생하며 이 시기가 지나 태반이 완전히 형성되면 특별한 경우가 아닌 한 잘 일어나지 않는다. 유산이 발생하면 대부분 크고 작은 자궁출혈과 함께 복통이 증상으로 나타나지만 임신부의 자각증상 없이 초음파검사 등을 통해 확인되는 경우도 있다.

유산의 종류는 크게 자연유산과 인공유산으로 나눌 수 있다. 자연유산은 체내의 여러 가지 원인에 의해 자연적으로 발생하는 유산이며 인공유산은 필요에 의해 인위적으로 행하는 유산을 말한다. 자연유산은 다시 절박유산과 계류유산, 완전유산과 불완전유산, 불가피유산 등으로 나뉜다.

자연유산의 종류

① 절박유산

임신 20주가 되기 전에 자궁출혈이 있거나 복통이 일어나며 유산의 위험성이 증가하는 경우이다. 절박유산의 절반 정도는 실제 유산으로 진행되지만, 태아가 생존해 있는 상태이므로 모체의 절대적 안정과 함께 황체호르몬 치료 등 적절한 조치를 통해 임신을 정상적으로 유지시킬 수 있는 가능성이 있다.

② 계류유산

태아가 이미 사망했으나 유산의 징후가 없는 상태로 배출되지 않고 자궁 속에 남아있는 유산이다.

③ 완전유산과 불완전유산

출산과 마찬가지로 태반과 태아 등이 모두 자궁 밖으로 배출된 상태를 완전유산이라고 부르며 그중 일부가 자궁 안에 잔류해 있는 상태를 불완전유산이라고 한다.

④ 불가피유산

자궁 문이 열리고 양막이 파열되어 더 이상 임신을 지속할 수 없는 경우이다.

한편 인공유산은 유전학적 질환이나 전염성 질환 또는 임신부의 생명에 지장을 주는 질환, 윤리 사회적 측면의 불가피성 등 임신을 지속시킬 수 없는 사정이 있거나 계류유산, 불완전유산의 경우에 수술을 통해 임신 상태를 소멸시키는 유산이다.

자연유산이 일어나는 원인은 아직 명확히 밝혀지지 않았으나 정자와 난자 혹은 수정란의 이상 등 염색체 이상이 전체 유산의 약 50~60%에 이른다고 알려져 있다. 그 외에 모체의 내분비계 이상과 면역학적 이상도 원인이 된다. 또한 모체가 약물, 음주, 흡연, 각종 환경 독소, 방사선 등 유해물질에 노출되거나 질병으로 인한 극도의 체력 저하, 자궁의 발육 이상과 기형 등도 유산을 일으키는 원인으로 작용할 수 있다.

유산의 치료는 호르몬 제제 등을 사용하여 임신을 적극적으로 유지시킬 수 있는 절박유산의 경우를 제외하고는 약물이나 수술을 통해 자궁에 남아있는 임신의 흔적을 제거하게 된다. 유산이 일어난 후에는 출산 시와 동일한 몸조리가 필요하다. 감염을 막기 위해 탕목욕을 피해야 하며 충분한 휴식과 함께 정서적 안정을 취해야 한다. 또한 대부분의 경우 유산 후 바로 배란이 시작되기 때문에 유산으로 인한 체력저하를 고려하여 약 3개월간은 피임하는 편이 바람직하다.

한의학에서는 임신 초기에 절박유산의 징후로 복통과 출혈이 나타나는 것을 태기불안(胎氣不安)이라고 한다. 태기불안의 증상으로는 태동불안(胎動不安)과 태루(胎漏)를 들 수 있는데 태동불안은 허리가 시리고 배가 아픈 요산복통 증상과 함께 아랫배가 밑으로 떨어져 내리는 느낌이 있으며 소량의 질 출혈이 나타나는 증상이다. 태루는 소량의 질 출혈이 있으나 요산복통 증상은 없는 병증을 말한다.

태동불안이나 태루는 기혈허약, 혈열, 신허 등이 원인이 되며 각각의 원인에 따라 기운을 북돋아주거나 열을 내려주고 보신(補腎)을 해줌으로써 위태로워진 태기를 안정시키는 안태(安胎) 처방을 쓰게 된다.

임신 중기 주의사항

임신 중기는 임신 15~28주까지의 기간이다. 이 시기에는 태반이 완성되면서 유산의 위험성이 감소되며 자궁 속에 안정적으로 자리 잡은 태아의 성장이 가속화된다. 임신 16~20주부터는 태아의 움직임인 태동이 느껴지기 시작하며 임신 28주가 되면 폐의 성장이 거의 완료되어 조산 시에도 생존할 가능성이 높아진다. 모체는 임신으로 인한 복부의 외형적 변화가 눈에 띄게 두드러지며 유선이 발달하여 유즙이 분비되는 경우도 있다.

또한 이 시기의 태아는 청각기능의 발달이 완료되어 엄마의 음성을 인지할 수 있게 된다. 뱃속의 태아에게 책을 읽어주거나 말을 걸

어주고 아름다운 음악이나 자연의 소리를 들려주는 등 청각적 자극
을 주며 자연스러운 태교를 시도해보는 것도 좋다.

임신 중기 주의사항

이 시기에는 기형아검사를 통해 태아의 염색체 이상이나 선천적
기형을 체크해보는 것이 좋다. 특히 임신한 여성의 나이가 35세 이
상이거나 염색체 이상, 선천적 기형의 가족력 또는 분만 이력이 있
고, 임신 초기에 고위험군에 속하는 약물을 복용했거나 방사선 노출
이 있었다면 초음파와 양수검사 등의 정밀 검사를 받아야 할 필요가
있다. 또한 임신 24~28주 사이에는 임신성당뇨병 검사가 필요하다.

기형아검사

① 삼중표지자검사(트리플 테스트)

임신 14~20주에 임신부의 혈액을 채취하여 혈청에 대한 삼중검
사를 통해 기형의 위험성을 측정하는 검사이다. 태아가 다운증후
군, 신경관결손, 에드워드증후군의 세 가지 기형 중 하나에 속할 경
우, 모체의 혈액 중 특정 물질 농도에 변화가 생긴다는 사실을 이용
하여 태아의 기형 여부를 가늠해 보는 것이 트리플테스트의 원리이
다. 여기서 삼중표지자란 인간융모성생식샘자극호르몬인 HCG, 알
파태아단백, 비결합에스트리올의 세 가지 물질을 의미하며 인히빈A
를 추가한 사중표지자검사도 행해지고 있다. 이러한 검사를 통해 태

아의 기형 가능성이 높게 나타나면 초음파검사와 양수검사 등 보다 정밀한 기형아검사를 시행하게 된다.

② 양수검사

산모의 혈청을 이용한 삼중표지자검사 결과 태아가 기형일 위험성이 높은 임신부에 대해 양수검사를 실시하게 된다. 양수검사는 초음파로 태아와 양수, 태반 등 자궁 내부를 살펴보면서 긴 바늘을 산모의 복부에 삽입하여 약 20cc 정도의 양수를 채취한 후 태아의 염색체 이상을 살피는 방식으로 이루어진다. 통증이 심하지 않아 마취 없이 시행하며 약 2~3분 정도의 시간이 소요된다. 혈청을 이용한 기형아검사의 정확도는 60%로 그다지 높다고 할 수는 없지만, 양수검사는 99퍼센트의 확률로 태아 염색체 이상의 대부분을 차지하는 다운증후군, 에드워드증후군, 파타우증후군 등을 판별해낼 수 있다.

임신성당뇨병검사

임신 중 당뇨가 있을 경우 태아가 거대아가 될 확률이 높아지며 이 경우 여러 가지 합병증으로 인해 정상적인 분만에 방해가 되고 산모와 태아의 건강을 위협하게 된다. 임신성 당뇨병은 출산 이후 당뇨병으로 발전할 가능성이 많아 각별히 주의를 기울여야 한다.

충분한 영양 섭취 및 철분제제의 보충

태아의 성장이 빨라지면서 임신 초기보다 훨씬 많은 영양소가 필요해지는 시기이다. 태아의 골격과 피부를 포함해서 각종 기관과 조직의 형성에 필수적인 단백질, 무기질, 섬유질이 풍부하게 들어있는 육류와 생선, 달걀, 콩류를 비롯하여 과일 및 채소류, 뼈째 먹는 생선, 우유 등을 매 식사마다 골고루 섭취하는 것이 좋다. 특히 이 시기에는 태아가 필요로 하는 영양분이 많아짐에 따라 모체와의 영양 및 노폐물 운반 등의 교류가 본격적으로 이루어지게 된다. 그에 따라 태아와 태반에서 필요로 하는 혈액의 양이 크게 증가되기 때문에 철분이 부족해지기 쉽다. 평소 빈혈 증세가 없었던 여성이라고 해도 임신 20주가 지나면 매일 철분 제제를 복용하는 것이 바람직하다.

임신 중기 질환과 한의학적 치료

자궁경관무력증

자궁경관무력증은 임신 중기~임신 말기의 초기에 자궁경관이 열려 유산이나 조산이 일어나는 질환이다. 출산이 임박해지면 진통과 함께 자궁경부가 연화되고 얇아지며 자궁 문이 열리게 된다. 그러나 이런 현상이 임신 중 일어나게 되면 자궁경부가 약화되면서 태아와 양수의 무게를 지탱하지 못하고 양막이 파열되어 파수에까지 이르게 되는 것이다.

자궁경관이 무력해지는 원인은 수술이나 유산 등으로 인한 자궁경관 안쪽의 손상, 또는 선천적으로 자궁경부에 기형이 있는 경우 등을 들 수 있다. 자궁경관무력증이 발생했던 여성은 다음 번 임신에서도 같은 증상이 일어날 수 있다. 자궁경관무력증이 발생하면 질의 분비물이 증가하며 마치 출산 시처럼 혈액이 약간 섞인 이슬과 같은 분비물이 나오는 경우도 있다. 요통과 함께 태아가 밑으로 처지는 느낌이 들고 소변을 자주 보게 된다. 증세가 진행되면 자궁경관이 열려 양막이 질 쪽으로 튀어나오며 내려앉는다.

자궁경관무력증이 발생하면 유산과 조산이 일어나지 않도록 절대안정을 취해야 하며 자궁수축억제제를 투여한다. 수술이 필요할 경우 자궁경부원형결찰술을 시행하게 된다. 자궁경부원형결찰술은 약해지고 짧아진 자궁 경관을 강한 봉합사로 묶어주는 시술이다. 시행 후에는 경과를 관찰하다가 임신 후기에 실을 제거하게 된다.

한의학에서는 임신 중 자궁의 입구가 열리지 않도록 막아주며 태아와 양막을 든든하게 받쳐주고 있는 자궁경관의 안쪽 입구가 선천적으로 약하거나 길이가 짧은 경우, 또는 후천적 자극으로 인해 무력해진 경우 등에 대해 자궁경관과 골반저의 근력을 강화해주고 자궁의 혈액순환을 원활하게 하는 처방으로 임신의 안정성을 꾀하게 된다. 이는 모체의 자궁관련기관을 튼튼하게 만들어 유산이나 조산으로 진행되는 것을 막고, 경우에 따라 자궁경부원형결찰술을 시행하는 등의 상황에서도 서양의학적인 시술과 병행하여 그 효과를 배가시켜 줄 수 있다.

앞부분 유산 관련 내용에서 언급했던 것처럼 임신부의 원기보강과 함께 자궁 내 기혈 순환을 원활하게 하고 한열의 불균형을 바로잡아 건강한 임신 유지와 출산을 가능하게 하는 처방으로 초기에 미리 안태를 준비한다면 임신 중기 자궁경관무력증에 의한 유산과 조산의 위험성을 감소시킬 수 있을 것이다.

임신성 빈혈

혈액은 혈장과 혈구 성분으로 이루어져있다. 이중 혈장은 액체 성분으로 세포에 영양소와 산소를 운반해주고 노폐물과 이산화탄소를 가져오는 역할을 한다. 혈구 중 가장 많은 비중을 차지하는 적혈구를 구성하는 헤모글로빈은 철(Fe)을 포함한 단백질로 산소와 결합하여 세포에 산소를 공급하는 역할을 한다. 만약 철분이 부족하여 적혈구의 수가 적어지면 몸속 세포에 산소공급이 어려워져 저산소증에 빠지는 빈혈이 생기는 것이다.

임신 중에는 태아에게 영양물질을 전달하고 노폐물을 처리하기 위해 혈액의 양이 평소보다 약 50% 정도 늘어나게 된다. 그러나 이때 늘어나는 것은 혈장 성분이 대부분이어서 상대적으로 적혈구 수가 부족해진다. 또한 태아가 혈액 조성을 위해 모체의 철분을 사용하게 되므로 태아의 성장이 왕성해지는 임신 중기의 임신부는 철분부족으로 인한 철 결핍성 빈혈이 생기기 쉽다.

빈혈이 생기면 현기증과 함께 심장박동이 빨라져 가슴이 두근거리며 숨이 차고 머리가 어지러운 증세를 느끼게 된다. 면역력이 저하되어 감염의 위험이 증가하며 분만 시 과다 출혈로 인한 쇼크에 빠질 수도 있다. 그러나 더욱 문제가 되는 것은 모체에 빈혈이 있을 경우 태아의 성장을 방해할 수 있다는 점이다. 또한 태아가 출생한 후 2~3개월이 지나면 한창 급격한 성장을 이루어야 할 시기임에도 불구하고 빈혈로 인해 성장부진이 올 수 있다.

임신성빈혈로 인한 여러 가지 위험요소를 방지하기 위해서는 임신 초기의 혈액 검사가 있은 후 임신 28~30주 정도에 빈혈 여부를 알아보기 위한 혈액검사를 다시 한 번 실시해야 한다. 임신성빈혈은 철분제제의 섭취로 예방 및 치료를 할 수 있다. 특히 임신 중기인 20주 무렵부터 출산 후 한 달 정도까지는 매일 30mg의 철분제를 복용해야 하며 본래부터 빈혈이 심한 여성이라면 그보다 더 많은 양을 먹어야 한다.

그러나 철분은 소화기관의 장애가 있을 경우 흡수력이 떨어지고, 탄닌 성분이 함유된 식품과 함께 먹을 경우 흡수를 방해받기도 한다. 또한 속이 울렁거리거나 구토가 나고 변비가 생기는 등의 부작용이 있다. 이때 한방 치료를 병행하여 소화흡수의 장애나 부작용 없이 철분 흡수율을 증가시킨다면 태아 성장에 필요한 충분한 양의 철분을 섭취하는 데 도움이 된다.

한의학에서는 빈혈을 피가 부족하다는 의미의 혈허(血虛)로 보아 왔다. 혈허는 과도한 정신적 피로나 기허, 장부의 손상 등으로 인해 피를 만드는 기능에 장애가 생긴 것이며 피를 많이 흘렸을 때도 생겨나는 병증이다. 혈허의 치료로는 익기보혈(益氣補血)이라 하여 기혈을 보충해주고 관련 장부의 기능을 튼튼하게 하여 혈액 생성과 혈액순환을 왕성하게 해주는 처방을 사용한다. 한방에서 이미 오래전부터 혈허 치료를 위한 조혈 약재로 쓰인 녹용의 경우 철분의 적혈구내 유입을 증가시키고 혈색소와 혈구 용적률을 증가시켰다는 한의학적 연구결과들이 그 효용성을 입증하고 있다. 한방 조혈 및 활혈 처방과 철분 제제 치료를 적절히 병행함으로써 철분의 적극적인 흡수를 꾀할 수 있을 것이다.

임신 후기 주의사항

임신 후기는 임신 29주~출산까지의 기간이다. 태아는 골격과 근육의 성장이 완성되고 몸무게가 점점 늘어나며 임신 36주경에는 자궁 안의 빈 공간이 없을 정도로 성장이 극대화된다. 부쩍 늘어난 태아의 무게와 부피감으로 인해 산모는 불면증, 위산역류, 피로감 등 여러 가지 불편증상을 느끼게 되며 태아가 커진 만큼 영양섭취의 필요성도 한층 증가한다. 그러나 지방이나 탄수화물 등의 과도한 섭취는 태아를 지나치게 크게 만들어 출산 시 곤란을 겪게 될 우려가 있고 출산 후 비만의 원인이 될 수 있으므로 되도록 신선한 채소와 단백질 위주의 식사가 필요하다. 또한 걷기와 스트레칭 등 가볍고 규칙적인 운동으로 건강을 유지하며 출산을 위한 체력 관리를 해놓는 것이 좋다.

임신 후기 주의사항

태아의 외형 성장이 급속하게 진행되므로 조산이나 임신중독증 발생의 위험성이 커지게 된다. 분만예정일이 다가오면 내진과 초음파검사 등을 통해 산모와 태아의 상태를 점검해보고 분만 방법 등을 상의하게 된다.

정기검진의 경우 임신 36주까지는 2주일에 한 번, 37주부터 분만 시까지는 매주 한 번씩 검진을 통해 불시에 올 수 있는 조기 진통 등에 대비해야 한다. 또한 37주가 지나면 태아의 생존이 가능하기 때문에 검진 결과 모체와 태아에 문제가 발생한다면 바로 분만을 하는 편이 안전하다. 아래에 적은 것 같은 긴급 상황이 발생하면 되도록 빨리 병원에 가보는 것이 좋다.

이처럼 불시에 찾아올 수 있는 분만에 대비하기 위하여 출산예정일이 다가오면 언제라도 출산이 가능하도록 아이의 기저귀와 배냇저고리 등 출산준비용품을 미리 챙겨놓고 외출 시에는 비상연락처 등이 적힌 산모수첩을 반드시 가지고 다니도록 하자.

내진과 초음파검사

출산이 임박한 임신 37주 이후에는 내진과 초음파검사를 통해 자궁경부의 변화와 태아의 위치, 하강 정도 등 자궁 내부의 상태를 확인하게 된다. 또한 정상 분만이 어렵다고 진단될 경우 제왕절개수술 등을 고려해볼 수도 있다.

태동검사

'비수축검사(Non-stress test)라는 본래 이름을 지닌 태동검사는 자궁 수축이 없는 안정 상태에서 태동 시 태아의 심박동수가 증가하는지 여부를 확인하여 태아의 건강상태를 평가하는 검사법이다. 자궁 내 태아 상태를 직접 확인하는 것이 불가능하기 때문에 여러 가지 간접적 지표를 통해 태아의 이상 유무를 평가하는 방법 중 하나로 가장 흔히 사용된다.

산모가 똑바로 누운 상태에서 태아의 심박수와 자궁수축 등을 체크할 수 있는 두 개의 센서를 배에 부착하고 태동이 느껴질 때 산모가 손에 쥐고 있는 버튼을 눌러 태아의 심장박동을 확인하는 방식이다. 이는 정상적인 태아의 경우 태동 시 심장박동수가 증가된다는 원리를 이용한 것으로 임신 28~30주 이후에 행하게 된다. 비교적 부담 없이 시행할 수 있는 이 검사에서 이상이 발견된다면 좀 더 정밀하게 자궁 내부 상황을 측정할 수 있는 다른 검사를 시행해 보아야 한다.

긴급히 병원에 가야하는 경우

다음과 같은 증상이 있다면 지체 없이 병원에 내원하여야 한다.

① 모든 종류의 질 출혈은 태아의 위험 신호일 수 있다.
② 평상시와는 다르게 태동이 전혀 없거나 평소와는 전혀 다른 변화가 생겼다.
③ 질에서 갑자기 다량의 물이나 소변 같은 것이 주르륵 흘러내린다.
④ 하복부에 통증이 있다.
⑤ 두통과 구토 증상이 있다.
⑥ 교통사고나 낙상 등 태아에게 충격이 간 것 같다.
⑦ 얼굴과 손이 붓고 다리에 부종이 심하다.
⑧ 고열과 함께 오한이 든다.
⑨ 배가 유난히 뭉치는 느낌이 들고 통증이 점점 더 강해지며 가라앉지 않는다.

임신 후기에 발생하기 쉬운 질환과 한의학적 치료

임신중독증

임신중독증은 임신 20주 이후에 발생하는 임신성고혈압 질환이다. 임신성고혈압이란 임신 중 고혈압이 생기고 출산과 함께 사라진다는 의미이다. 임신중독증은 처음에는 특별한 자각증상 없이 혈압만 상승하지만 병이 진행될수록 시야 장애와 함께 두통, 복통, 부종, 단백뇨 등의 전자간증 증상을 보이게 되며 심할 경우 자간증을 일으키기도 한다. 자간증이란 임신 중의 고혈압으로 인해 경련과 발작을 일으키고 의식불명상태에 이르러 혼수상태에 빠지는 경우를 말한다. 임신성고혈압이 발전하면 전자간증이 되고 전자간증이 더욱 악화되면 자간증에 이르게 된다는 것으로 이해할 수 있다.

임신중독증이 발생하면 모체로부터 태반에 이르는 혈류에 장애가 생겨 태반 기능에 이상을 초래하므로 태아가 발육부진이 될 수 있다. 또한 태반조기박리로 인한 조산의 위험성이 커지며 태아 사망의 확률도 높아진다. 임신중독증은 산모 사망 원인의 두 번째를 차지할 정도로 많이 발생하는 질환이다.

임신중독증이 생기는 원인은 아직 확실하게 밝혀진 것이 없다. 모체의 혈관질환이나 유전적 원인, 면역학적 원인 등 여러 가지 요인에 의해 발생하는 것으로 보이지만 그중 대표적 발생 경로는 임신 초기에 태반 발달 이상으로 모체와 태아 사이의 혈류를 이어주는 태반의 혈액 공급에 장애가 생기는 것이다. 그로 인해 태반과 태아에 저산소증이 발생하고 산모와 태아의 혈관 내피세포가 손상을 입어 제 기능을 발휘하지 못하면서 임신성고혈압이 나타나는 것이다.

임신중독증은 정기 검진을 통해 조기에 질환을 발견하여 심각한 상황에 이르기 전에 미리 적절한 조치를 취할 수 있다. 검진 결과 단백뇨와 고혈압 증상을 보인다면 입원 후 혈액검사를 비롯한 상세 검사가 필요하며 임신중독증의 여타 증상들에 대한 확인을 해야 한다. 또한 초음파검사와 비수축검사를 통해 태아의 이상 유무를 주기적으로 살펴보게 된다. 임신중독증 증상이 뚜렷한 임신 34주 이후의 산모라면 되도록 빠른 시간 안에 분만을 서두르는 것이 바람직하다. 그 이전이라 해도 자간의 증상을 보인다면 그 즉시 분만을 시행해야 한다.

임신중독증이란 한의학에서 말하는 임신 중의 부종 증세인 자종(子腫)이나 임신 중의 어지럼증인 임신현훈(妊娠眩暈), 소변의 양이 적고 횟수가 잦으며 하복통이 있는 자림(子淋), 전신의 경련발작과 의식불명을 일으키는 질환인 아훈(兒暈) 또는 임신풍경(妊娠風痙), 자모(子冒) 등의 증상을 모두 아우르는 질환이다.

임신중독증이 발생하는 한의학적 원리는 두 가지로 볼 수 있다. 우선 간장과 신장의 음기가 선천적으로 허약한 상태에서 임신이 진행되면, 그로 인해 음혈이 더욱 허해지고, 상대적으로 양기가 번성하며 심장의 화기를 부르게 된다. 이러한 화기에 간 기능이 약해질 때 발생하여 경련이나 발작을 일으키는 풍(風)이 더해지며 풍화(風火)가 서로 상승작용을 일으켜 자간 증상이 오는 것이다. 또한 외감풍열(外感風熱)의 외부 요인에 의해 발생하기도 한다. 외감풍열은 외부에서 세균이나 바이러스에 감염된 경우로 그로 인해 혈열이 생기고 담이 뭉치면서 자간의 원인이 될 수 있는 것이다.

치료방법은 과도하게 왕성해진 양기를 가라앉힘으로써 간장에 발생한 음양의 불균형을 바로잡고 동시에 열을 식혀주며 음액을 보충해주는 처방을 쓴다. 또한 주로 풍열을 발산시키고 흐트러진 정신을 가다듬게 해주는 약재를 사용하게 되는데 발산풍열(發散風熱)의 약재에는 임신중독증을 가져오는 임신성고혈압을 정상화하는 항고혈압 작용이 있다는 한방연구결과가 있다.

출산 후 산후관리
평생 건강을 좌우한다

　출산 후 6주간의 기간을 산욕기라고 한다. 이 기간 동안은 임신으로 인해 큰 변화가 있던 생식기관과 함께 만삭의 태아에 밀려 위치가 흐트러졌던 내장기관, 출산으로 느슨해지고 벌어졌던 뼈와 관절 등이 평소의 상태로 돌아오게 된다. 임신과 출산과정을 모두 마무리하고 소모된 체력과 변화된 몸을 다시 추슬러 일상으로 복귀하는 회복의 시간인 것이다.

　우리네 할머니며 엄마들은 전통적으로 삼칠일, 즉 출산 후 3주일간을 산후조리에 집중했다. 경험적으로 그 기간만큼은 무리하지 않고 영양섭취와 함께 충분한 휴식을 취해야만 훗날 뒤탈이 없다는 것을 알고 있었기 때문이다. 생리와 자궁건강이 여성 건강의 핵심이듯 자궁건강을 회복해야 할 이 시기를 어떻게 보내는가에 따라 여성의 평생 건강이 좌우된다고 해도 과언이 아니다. 적절한 산후관리를 통해 건강을 회복하지 못한다면 여러 가지 산후 후유증이 올 수 있다. 산욕기의 특징과 주의해야 할 질병, 바람직한 산후관리법은 어떤 것이 있는지 알아보자.

산욕기의 특징

후진통

일명 후배앓이라고 불리는 후진통은 임신 기간 동안 늘어났던 자궁이 출산 이후 본래 상태로 돌아가기 위해 수축하면서 발생하는 복통이다. 초산부보다는 경산부가 통증이 심하며 수유 시에도 자궁수축이 일어나기 때문에 수유부의 경우 후진통이 더 심해질 수 있다. 후진통은 약 3~4일 정도 지속되며 그 이후에는 저절로 없어진다. 그러나 급격한 자궁수축으로 인한 통증은 없어진다 해도 자궁은 계속 작아지고 있는 상태이며 예전의 크기로 완전히 돌아가기까지는 약 6주의 시간이 걸린다. 분만 후 2주 정도가 지나면 자궁의 크기가 작아져 손으로 만져지지 않게 되는데 만약 이 시기에도 자궁이 단단한 상태로 만져지면 반드시 전문의의 진료를 받아보아야 한다.

오로

분만 후부터 발생하는 질 분비물을 오로라고 한다. 오로는 출산 후 자궁 내부에서 탈락된 세포와 점막 등이 밖으로 배출되는 자연스러운 현상이다. 분만 직후에는 혈액의 양상을 띠지만 이후 점점 색이 옅어지기 시작하여 대부분의 경우 출산 후 2~3주일경이 되면 더 이상 분비되지 않는다. 그러나 개인차가 있기 때문에 일부 여성은 분비물이 4~6주까지 지속되기도 한다. 오로를 불결하게 처리할 경우 또 다른 감염의 우려가 있으므로 되도록 청결하게 관리해야 한다.

생리의 시작

생리는 모유의 수유 여부에 따라 시작 시기가 달라진다. 수유를 하지 않는 여성이라면 대개 출산 이후 6주 안에 생리가 다시 시작되며 약 3~6개월 안에 거의 모든 여성이 배란과 생리를 하게 된다. 그러나 수유를 하는 여성이라면 개인차가 있긴 하지만 대략 6~7개월 가량 생리를 하지 않게 되고 일부 여성은 1년 넘게 생리가 중단되기도 한다. 모유 분비를 촉진하는 호르몬인 프로락틴에 의해 배란과 생리가 억제되기 때문이다.

산욕기의 질환과 치료

산욕기감염

산욕기감염이란 산욕기 중 자궁관련기관과 외부생식기 등 생식기관에 발생하는 세균 감염 증상이다. 자연 분만한 산모에게서는 주로 태반이 붙어있던 부위와 주변부에서 발생하며 제왕절개수술을 한 산모는 수술시 절개했던 부위에서 일어나는 경우가 많은데 질과 자궁경부 등에 정상적으로 서식하고 있던 균들에 의한 감염이 그 원인이다. 자연분만의 경우 보통은 감염이 일어나지 않지만 출산과정에서 조기양막파수나 난산 등으로 인한 여러 가지 자궁 내의 기구 조작 등이 감염 위험성을 높이게 된다. 또한 분만 시 절개하고 봉합한 회음부나 상처가 생긴 질과 자궁경부에도 균이 침입하여 감염을 일으킬 수 있다.

감염이 일어나면 감염된 부위에 따라 다른 증상이 나타난다. 자궁에 감염이 있을 경우 오한, 발열과 함께 복부에 통증이 있으며 질이나 회음부 감염은 배뇨 시 통증과 상처부위의 부종, 통증이 생긴다. 특히 각종 세균 중에서도 황색포도상구균 등 특정 균에 감염되면 장기 손상과 두통, 발적, 발열, 설사를 일으키며 심하면 쇼크가 오는 독성쇼크증후군이 발생할 수 있다.

치료는 어떤 종류의 감염인지에 따라 각각 임상효과가 있다고 알려진 다른 종류의 항생제를 투여하게 된다. 수술봉합부위의 감염은 화농한 상처에 대한 외과적 치료가 필요하다.

산후우울증

출산 후에는 임신과 출산 과정으로 인한 정신적 스트레스와 급격한 호르몬 변화, 엄마가 되었다는 새로운 환경에 쉽게 적응하지 못해 산후우울감이 오기 쉽다. 산후우울감은 분만 후 일주일 이내에 나타나며 산모의 약 80%가 겪는 증상이다. 주 증상으로는 갑작스럽게 울거나 심리적으로 불안정을 호소하며 고독감, 신체적 탈진, 망각증과 수면과다 등이 나타난다. 산후우울감은 산욕기의 체력저하 및 육아 부담, 출산으로 인해 흐트러진 몸매에 대한 불만족, 여성성을 상실하지 않을까 하는 불안감 등 복합적인 감정에 의해 발생하는 것으로 추측되며 대부분은 특별한 치료 없이 상태가 호전된다. 그러나 우울감이 적절히 해소되지 못하고 악화되면 산후우울증으로 발전할 수 있다.

산후우울증은 분만 후 6개월 내에 발병하며 산모의 약 10~15% 정도가 이 질환을 앓는다고 알려져 있다. 산후우울증에 걸리면 매사에 흥미를 잃게 되고, 사고력과 집중력이 저하되며 식욕과 수면에 변화가 생긴다. 또한 성이나 육아에 관심이 없어지고 휴식을 취해도 피로가 해소되지 않으며 불안감, 자존감의 약화, 심한 죄의식이나 자살 충동을 느끼기도 한다.

산후우울증은 과거 산후우울증을 앓았던 경우 질환이 발생할 가능성이 한층 높아지며 신생아의 건강상태 이상이나 산모 주변의 환경도 산후우울증을 일으키는 주요 원인 중 하나이다. 또한 갑상선 질환 등 내과적 원인에 의해서도 유발될 수 있다. 산후우울증은 단순히 우울한 느낌이라기보다 일종의 질환이므로 전문기관의 치료가 필요하다.

서양에는 없는 산후조리,
왜 우리나라에선 중요할까?

아이를 낳은 엄마들 사이에서는 산후조리가 화제가 될 때가 많다. 그중에서도 한 2~3년 먼저 아이를 낳아 키워본 선배엄마들의 경험담은 가까운 시일 내에 비슷한 일을 겪은 것이기 때문에 현실적으로 피부에 와 닿는 유용한 정보가 되기도 한다. 그런데 대부분의 선배엄마들이 강조하는 내용이 있다. 산후조리 할 때 보약이든 영양제든 잘 챙겨먹어야 아이 키울 때 체력이 달리지 않는다는 이야기이다.

갱년기를 지나온 친정엄마나 나이 지긋한 주변 분들은 주로 산후조리의 후유증을 호소하곤 한다. 산후조리를 제대로 못하는 바람에 온몸이 안 아픈 데가 없다는 것이다. 이처럼 산후조리는 우리나라 여성들에게 있어 반드시 지켜야 할 출산 후 수칙처럼 인식되고 있다. 모두가 한결같이 산후조리의 중요성을 경험으로 알고 있는 것이다.

한 가지 재미있는 것은 산후조리가 우리만의 독특한 문화라는 사실이다. 종종 매스컴을 떠들썩하게 만드는 영국의 케이트 미들턴 왕세손빈은 출산 10시간 만에 하이힐을 신은 세련된 옷차림으로 대중 앞에 모습을 드러냈다. 우리 풍습으로 보자면 정말이지 큰 일 날 이야기이다. 아직 출산의 상처도 아물지 않았고 뼈마디도 원 위치로 되돌아가지 않은 삼칠일 이전에, 그것도 하루가 채 지나지 않는 시점인데도 하이힐 바람에 바깥 공기를 쐬었으니 말이다. 그러나 그런 행동은 비단 미들턴 빈의 예에만 해당되는 것은 아니다. 서양에는 산후조리란 개념이 없기 때문에 출산 후 서양여성들은 산후 신체 손상 회복 정도의 의식만 있을 뿐, 확실히 우리보다는 자유롭게 운신하는 편이다. 그런데도 나중에 나이 들어 후유증이 있다거나 하는 이야기도 딱히 없는 걸 보면 그네들은 특별히 산후조리의 필요성을 느끼지는 않는 것 같다.

그러나 문화란 비교 우위를 가릴 수 있는 개념이 아니다. 오랜 세월 경험과 필요가 만들어온 삼칠일 동안의 산후조리 문화는 그네들과는 판이하게 다른 우리의 체질과 특성, 생활 습성을 고스란히 반영한 것이므로 서양여성의 예를 들어 산후조리가 불필요하다고 단정 지어서는 안 될 것이다. 서양여성과 우리나라 여성은 체질과 골격도 다르고 근력도 다르기 때문에 산후 회복력에 있어 차이가 있을 수 있다.

누대에 걸쳐 이어온 생활 습성상 그들은 산후 약 일주일 정도만 지나도 일상생활이 가능하다. 또한 우리나라를 비롯한 아시아계 여성들은 골반 자체가 좁고 내부의 모양도 타원형에 가까워 상대적으로 넓고 둥근 형태의 골반을 지닌 백인계 서양여성에 비해 태아가 만출 되는 분만2기의 시간이 훨씬 더 오래 걸린다는 조사결과가 있다. 아시아계 신생아는 백인계보다 머리가 크고 체중이 더 무거운 경향이 있다고도 한다. 아시아계 여성은 출산 시 체력소모는 물론 골반 골격에 가해지는 부담과 충격이 서양여성들보다 더욱 크다고

253

할 수 있는 것이다. 근육과 관절의 차이 역시 무시할 수 없다. 서양 여성들은 아시아계 여성에 비해 근육량이 많고 관절이 튼튼하며 근골도 크고 강한 편이다. 그런 여러 가지 측면에서 아시아계 여성들은 그들에 비해 산후회복이 더딜 수밖에 없다.

산후조리를 비롯한 체계적인 산후관리는 여러 가지 면에서 반드시 필요하다. 그중 두 가지만 강조해본다면 우선 산후조리를 통해 엄마가 건강한 몸 상태를 회복해야 아이를 건강하게 키울 수 있다. 우리나라 여성들은 대부분 엄마가 되는 순간부터 아이와 가족을 위해 평생 헌신만 할 뿐, 정작 본인의 건강을 위해서는 제대로 신경을 쓰지 못하는 경우가 많다. 외국과는 달리 남편의 가사참여도가 현저히 낮은 우리나라의 특성상 슈퍼우먼 노릇을 해내야 하는 측면도 있다. 그러나 아무리 가족을 위한다고 해도 몸이 안 받쳐주면 마음처럼 되기 힘들다. 산후조리를 소홀하게 한 후유증으로 정작 아이를 적극적으로 돌봐줘야 하는 시기에 몸에 탈이 나버린다면 아이를 잘 키우는 일도 가족들의 건강을 챙기는 일도 제대로 해낼 수 없게 된다. 몸이 귀찮으면 매사가 귀찮고 짜증스러워지기 때문에 가족들 간의 화목한 관계를 도모하기도 힘들다. 엄마의 건강은 집안 전체의 건강과 함께 편안하고 화목한 생활과 직결되는 것이다.

스스로 조금 사치스럽게 여겨진다고 해도 일생 중 적어도 출산 후만큼은 나 자신을 위해 적극적으로 산후조리에 꼭 필요한 한약을 복용하는 등 내 몸에 신경을 기울여야 한다. 제대로 된 산후조리는 아이를 잘 키우기 위한 똘똘한 육아의 시작이라는 사실을 명심해야 한다. 나는 건강한 육아와 산후조리를 위한 강의에 자주 나가는 편인데, 그럴 기회가 올 때마다 젊은 엄마들에게 이점을 꼭 강조하고 있다. 그것은 나 자신 세 아이의 엄마요 한 가정의 주부로서, 또 먼저 아이를 낳고 키워온 선배로서 가족의 건강과 화목을 좌우하는 산후조리의 중요성을 알려주고 싶은 간절한 마음이 있기 때문이기도 하다.

두 번째로 앞서 다루었던 내용처럼 산후 관리 여부에 따라 여성의 평생 건강이 좌우될 수 있다는 점은 그 무엇보다 먼저 고려되어야 한다. 여성에게 있어 자궁은 제2의 심장과 같다는 사실을 명심해야 한다.

잘못된 산후관리로 인해
나타나는 문제들

임신과 출산은 사실 여성의 일상적인 생체활동 측면에서 보자면 항상성을 벗어난 10개월여의 특별상황이라고 볼 수 있다. 이 기간 동안 태아를 키워내기 위해 여성의 몸은 체력과 에너지를 총 가동하여 평상시보다 몇 배의 기능을 완수해낸 것이다. 이제 그러한 시간이 끝났으니 몸은 당연히 원래 상태로 돌아와야만 한다. 그래야 다시금 한 개체로서의 항상성을 유지하며 잘 살아나갈 수 있다. 산욕기의 산후관리는 특별한 상태로 가동되던 몸의 여러 조직과 기관을 원 상태대로 되돌리기 위한 방법이다. 그러나 이때 산후관리가 제대로 이루어지지 않으면 몸이 원래 상태로 돌아가지 못하게 되면서 여러 가지 후유증을 남긴다.

우선 제대로 된 영양섭취와 휴식을 취하지 못해 쇠약해진 자궁건강이 회복되지 않으면 호르몬 불균형 등 여러 가지 문제로 인해 골다공증과 관절염, 산후 탈모 등은 물론 면역체계의 이상으로 인한 산후 소양증이 일어나게 된다. 또한 순환기능이 활발하게 이루어지지 않음으로써 어혈에 의한 부종이 생기고 임신으로 인해 늘어난 몸무게가 그대로 이어져 산후 비만이 되기도 한다. 그리고 그러한 신체 상태의 악화로 몸과 마음이 피폐해지면 산후우울증이 오기 쉽다. 대표적인 산후후유증으로 꼽히는 산후소양증과 산후비만, 산후풍에 대해 사례와 함께 자세히 살펴보자.

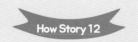

결혼 전, 늘씬한 몸매로 친구들의 부러움을
한 몸에 샀던 지영씨, 출산 후 체중은 안 빠지고,
체력만 저하되는 느낌이 들다

43세인 김지영(가명)씨는 10년 전 출산과 함께 직장을 그만두고 살림과 육아에만 전념하고 있는 전업주부이다. 그런데 아이가 초등학교에 들어가면서 학부모 미팅에 참가할 일이 많아지자 은근히 외모와 옷차림에도 신경이 쓰이게 되었다. 자신은 아이 뒤치다꺼리에 집안 일만 해도 하루 24시간이 모자라건만 다들 언제 그렇게 관리했는지 티 하나만 걸쳐도 모델처럼 핏이 살아있는 몸매가 여간 부러운 게 아니었다. 그에 비해 뭘 입어도 펑퍼짐 해 뵈는 스스로의 모습을 비교하면 괜스레 주눅이 들기도 했다.

소개를 통해 지영씨가 우리 진료실을 찾아온 것은 아이가 초등학교 3학년이 되었을 때이다. 오래도록 우리 한의원에 다닌 환자분과 같은 반 학부모가 된 인연으로 나와도 인연을 맺게 되었다. 그때까지 지영씨는 나름 살을 빼기 위해 원푸드 다이어트를 시작으로 황제다이어트며 격한 운동까지 안 해본 게 없었다. 그러나 특별히 먹는 것도 없는데 살은 여전히 빠지지 않았고 오히려 체력만 바닥으로 떨어지는 느낌이었다고 한다. 그러던 중 한방 다이어트는 몸을 보해주면서 체중 감량을 하기 때문에 체력저하가 없다는 같은 반 엄마의 말을 듣고 한의원을 찾게 된 것이다.

검진 결과 지영씨는 영양섭취가 과다해서라기보다 습담과 어혈에 의해 몸의 순환이 잘 이루어지지 않아 생긴 비만이었다. 상담을 하며 좀 더 상세한 이야기를 들어보니 임신 전에는 뭘 입어도 몸매 덕을 본다는 질시 어린 친구들의 칭찬을 받을 정도로 날씬했었다. 그러다가 임신과 함께 살이 찌기 시작하여 무려 16kg이 늘었고, 출산 후에는 겨우 몇 kg 정도만 줄었을 뿐 그 체중이 그대로 유지되었다.

혹시나 싶어 산후조리에 관해 물어봤다. 예상대로 지영씨는 출산 직후 무리한 다이어트를 시도했었다고 한다. 아직 오로 배출조차 끝나지 않은 상태에서 출산 전 몸매로 돌아가기 위해 먹는 양을 대폭 줄였고, 격렬한 운동을 통한 웨이트트레이닝을 감행하기도 했다. 그 결과 원인을 알 수 없는 하혈로 며칠간 고생을 했고 그에 놀란 나머지 다이어트를 포기한 채 현재에까지 이른 것이다.

지영씨에게 나타난 자궁의 비정상적인 출혈을 한의학에서는 큰 산이 무너지듯 피가 쏟아진다는 의미인 '붕루'라 부른다. 이 경우의 붕루는 출산으로 기혈이 극도로 허해진 상황에서 다시 영양실조와 몸의 무리까지 겹쳐 몸속에 혈의 조절 기능이 상실되었기 때문에 나타난 것이다. 나는 살짝 안타까운 생각이 들었다. 만약 지영씨가 출산 직후 한방치료를 받을 수 있었다면 몸도 상하지 않으면서 효과적으로 살을 뺄 수 있었을 것이다. 사실 특별한 질환 등의 이유 없이 발생하는 붕루는 한약으로 곧잘 치료가 되는 증상이다. 기혈을 보충해주고 체내 밸런스를 맞춰주면 혈의 조절 기능이 회복되니 나을 수밖에 없는 것이다.

지영씨에게는 일반적인 다이어트 치료에 앞서 산후에 제대로 제거되지 못한 부종과 어혈을 없애는 탕약 처방부터 했다. 10년이나 유예되었던 산후관리가 이루어질 수 있도록 조치한 것이다. 그런데 그러한 처방만으로도 지영씨는 체중 감량에 성공할 수 있었고, 출산 전의 날씬한 몸매까지는 아니라 해도 본인이 만족하는 수준의 체중에 도달할 수 있었다.

산후비만

일부 산모의 경우는 다이어트를 위해 산후조리를 소홀히 여기기도 한다. 그러나 설령 살을 빼고 싶다고 해도 산후에는 다이어트를 하기 이전에 우선 몸을 건강하게 회복하는 데 집중하는 편이 바람직하다. 다이어트는 건강한 사람이 행했을 때 보다 효과적으로 소기의 목적을 달성할 수 있기 때문이다. 경험상 몸조리가 제대로 끝났을 때 탕약과 운동 등으로 조절하면 효과가 바로 나타나게 된다.

산후조리는 아랑곳 않고 다이어트에 대한 일념으로 아이를 낳자마자 영양섭취를 일부러 제한하고, 보약도 살 찔까봐 안 먹으며 성급하게 살을 빼려한 산모들이 주변에 종종 있었다. 그러면 순간적으로 살이 빠져서 원래의 몸으로 금세 돌아간 듯 착각하게 될 수도 있다. 하지만 그것은 겉보기에만 그럴 뿐 실제로는 속이 허깨비인 상태라 보면 된다. 시간이 조금 지나면 대부분 혈허로 인해 부종이 생기는 수가 많고, 그로 인해 도로 살이 쪄 보이는 허약한 뚱뚱이가 되어버린다.

그런 과정에서 비신 등 혈의 생성과 순환에 관련된 장기가 원기를 제대로 회복하지 못하면 혈의 통솔기능이 마비되고 어혈이 심해지면서 비정상적인 출혈인 붕루가 발생할 수 있다. 또한 몸이 힘들다보니 나중에는 절식하거나 굶는 일이 불가능하여 더더욱 원래의 몸으로는 돌아가기 어려워진다.

겉으로는 부어서 뚱뚱하고 속으로는 하혈 등으로 약해진 이런 형태의 비만은 그냥 방치하면 결코 제 상태로 돌아갈 수가 없기 때문에 반드시 부종과 어혈을 다스리는 탕약을 써서 제때 치료하는 것이 좋다.

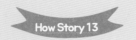
산후에 선물 받은 홍삼 먹고 산후소양증이 심해진 수현씨. 출산 후 체질이 바뀔 수 있을까?

조수현(가명·29세) 산모는 어릴 때부터 우리 한의원에서 치료를 받아 왔다. 선천적으로 열이 많은 체질이었고 사춘기가 되어서는 생리통이 심했다. 생리 기간 중 열이 위로 치솟는 상열감으로도 많이 고생했었다. 하지만 성장과정의 각 고비마다 적절하게 열을 내려주는 치료로 건강을 유지해 왔고 한약 복용으로 상열감도 완치되어 별 탈 없이 예쁜 아가씨로 잘 자랐다. 결혼 후에는 아이도 금방 들어섰다. 그런데 임신과 함께 지방으로 내려가는 바람에 한동안 뜸하더니 출산 후 얼마 안 되어 다시 내원했다. 고등학교 때 치료했던 상열감이 재발하면서 동시에 산후소양증이 발생한 것이다.

상담 겸 오래간만에 이런 저런 이야기를 나눠보니 주변 어른들이 산후에 몸 안 좋은 데는 홍삼만한 게 없다며 적극 챙겨주시는 바람에 내원 전에 이미 홍삼을 얼마간 복용했었다고 한다. 그러나 몸에 맞는지 안 맞는지 확인해보지 않은 채 무작정 복용한 홍삼이 몸에 이로울 리가 없었다. 산후에 나타난 여러 가지 증상들은 그처럼 일반적인 건강식품을 복용한다고 좋아지는 것도 아니다. 반드시 몸 상태에 대한 전문가의 정확한 진단과 치료가 있어야 증상을 다스릴 수 있는 것이다. 어쨌건 홍삼으로 인해 수현씨의 소양증은 더욱 더 심해졌고 밤잠을 설칠 정도의 가려움에 시달리다가 결국은 먼 거리를 달려 우리 한의원을 찾게 된 것이다.

소양증은 풍열로 오는 것이다. 일반적인 시각으로 보자면 열 체질이었던 수현씨에게는 어릴 때부터 해왔던 대로 열을 내려주는 처방을 써야 한다고 생각할 수도 있다. 그러나 이 경우 단순히 몸의 열만 내려준다면 소양증이 잘 낫지 않게 된다. 산후소양증에는 시각을 달리한 치법이 필요하다. 수현씨의 경우는 출산으로 인해 기혈이 허해진 상태에서 발생한 산후소양증이기 때문에 무엇보다 기혈을 북돋아주면서 체내 한열의 균형을 맞춰주어 면역력을 길러주는 처방과 치료를 해야 한다.

수현씨는 3개월간의 적극적인 치료를 통해 상태가 호전될 수 있었다. 최근에는 아기와 함께 건강관리를 위해 종종 내원한다. 산모와 아기가 함께 치료를 받으면 엄마의 체질을 이미 잘 알고 있으니 아기 치료가 훨씬 수월해진다는 장점이 있다. 수현씨는 볼 때마다 표정이 한결 밝아져 있다. 소양증에 시달릴 때는 아기를 보살피는 일이 영 피곤하고 고통스럽게만 여겨지더니 한약을 먹고 증상이 없어진 이후엔 아기와 보내는 하루하루가 설렘의 연속이라고 한다. 아기를 잘 보살필 수 있으려면 엄마의 건강을 먼저 챙겨야 한다는 것을 새삼 느끼게 된다.

산후소양증

일생 동안 여성의 몸은 총 세 번의 괄목할 변화를 겪게 된다. 그 시기는 사춘기, 출산 후, 폐경기 때이다. 특히 산후에는 마치 인류의 진화 과정에서 유인원이 사람으로 변화했던 것에 비견할 정도로 큰 변화가 일어나게 된다. 말랐던 사람이 살이 찐 체형으로 변하기도 하고 시력이 갑자기 나빠져 안경을 쓰게 되기도 한다. 아무것이나 먹어도 괜찮던 사람이 아이를 낳고 나면 알레르기성 체질로 변화하는 경우도 있다. 어떤 환자는 열이 많아 인삼을 쓰지 않았으나 산후에 체질이 바뀌어 평소보다 2~3배 분량의 인삼을 처방해도 아무 이상이 없는 경우도 있었다. 산후에 몸이 변화하는 것은 그처럼 일반적인 예상을 뛰어넘는 수준이다.

요즘 미세먼지가 심해진 탓인지 산후소양증으로 내원하는 환자들도 크게 늘었다. 똑같은 유발인자라 하더라도 몸의 면역력이 약해지면 한층 위험한 요소로 작용할 수 있다. 출산 직후의 산모들은 몸이 극도로 쇠약해진 상태이기 때문에 미세먼지의 자극에 의해 피부 소양증이 훨씬 쉽게 촉발되는 것이다. 산후소양증이란 출산 후 피부에 오는 극심한 가려움증을 말한다. 산후소양증이 생기면 시도 때도 없이 가려움증이 느껴져 밤잠을 설치거나 신경이 예민해지게 된다. 그에 따라 정신적 스트레스가 심해지며 수면부족 등으로 인한 피로감이 가중되어 산후 회복을 방해하고 면역력이 더욱 떨어질 수 있다. 또한 가려움증을 없애기 위해 자신도 모르게 피부를 긁다 보면 상처가 나게 되고 2차 세균감염으로 인한 또 다른 고통에 시달릴 가능성이 있다.

이 경우 양방에서는 알레르기 약을 사용하여 그때그때의 증상만을 호전시켜주기 마련이다. 그러나 산후소양증은 근본적인 원인이 해결되지 않는 한 재발하기 쉽다. 산후소양증이 생기는 원인은 임신과 출산으로 인한 혈허와 함께 간이 제 기능을 발휘하지 못하면서 체질의 균형이 깨지고 해독 능력이 현저히 떨어지며 면역력이 약해진 것에 있다. 한방에서는 혈을 보충해주고 생체기능의 불안정과 불균형을 바로잡아줌으로써 면역력을 향상시켜주는 처방과 치료로 산후소양증을 근본적으로 낫게 한다.

한편 산후소양증을 물리치려면 약재의 처방이나 침치료 외에 일상 속에서도 주의해야할 것들이 있다. 우선 맵고 짠 음식이나 지나치게 기름진 음식 등 자극성 있는 식품들은 소양증을 악화시키는 요인이므로 피하는 것이 좋다. 세수나 샤워 후에는 반드시 보습로션을 발라주고 꽉 끼는 옷이나 화학섬유 제품, 향이 강한 세제를 이용한 세탁 등에 주의한다. 또한 가려움이 느껴질 때는 2차 감염을 피하기 위해 긁어서 상처를 내지 말고 가볍게 두드려주거나 피부를 시원하게 해주는 편이 바람직하다.

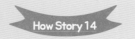

건강한 사람도 출산 후 산후풍이 생길까?
건강을 자신한 현경씨,
방심하여 산후관리를 소홀히 하다

전업주부인 한현경(가명·38세)씨는 평소 건강 하나만큼은 자신이 있었다. 오래 전부터 동네 배드민턴클럽, 볼링클럽을 거쳐 5년 전 쯤부터는 라이딩 동호회에 가입하여 자전거 타는 재미에 푹 빠져있었다. 그러나 요즘은 어쩐 일인지 자전거를 타기가 꺼려진다. 한때는 시원하게 얼굴과 몸에 와 닿는 바람의 느낌이 좋아 동호회원들과 함께 장거리 라이딩을 즐기곤 했다. 그러나 한 6개월 전부터는 팔꿈치와 무릎 등에 바람이 스치면 뼈끝이 시큰거리며 욱신욱신 쑤시는 느낌이 들었다.

처음엔 몸살이 났나보다 싶어 대충 소염제를 복용한 후 장거리 라이딩을 다녀오기도 했다. 하지만 그렇게 몇 번 라이딩을 강행한 후엔 더 심각한 증상들이 나타났다. 온몸의 관절이 저릿할 뿐 아니라 차가운 의자에 등을 기대기만 해도 등골이 시린 느낌이 들었다. 그런 이유로 한두 번 빠지다 보니 활발하게 활동하던 자전거 모임에서도 점차 멀어지게 되었다.

　출산 후에도 기회가 닿으면 남편이나 언니에게 아이를 맡기고 참여하던 운동모임에 나가지 못하니 심리적으로 답답증이 생길 지경이었다. 그때 활기차던 아내가 의기소침해있는 모습을 본 남편이 한의원에서 보약이라도 한 첩 먹어보지 그러냐고 권해왔다. 태어나서 한 번도 영양제나 보약을 먹어본 적 없는 현경씨는 남편의 권유를 대수롭지 않게 여겼지만 어느 날 찬 물에 설거지하기도 부담스러워진 스스로의 모습에 놀라 내원을 결심하게 되었다.

　진맥과 함께 차근차근 문진해본 결과 현경씨는 전형적인 산후풍 증상이었다. 여름에 아기를 낳은 현경씨는 평소 건강한 체질이라 자부했고 출산 후에도 특별히 몸이 불편하지는 않았다고 한다. 간간이 에어컨도 쐬고 회음부의 상처가 아문 다음에는 가볍게 자전거를 타고 동네 돌이를 할 정도로 몸이 가뿐했다. 한두 번 자전거를 타보니 탈만 하구나 싶자 언니나 주변 사람들의 만류를 무릅쓰고 동호회 사람들과 함께 시원한 강바람을 맞으며 라이딩을 만끽했던 것이다.

　현경씨는 스스로의 건강을 과신하는 바람에 산후 아직 아물지 않은 관절과 인대 등을 무리하게 사용했고, 음혈이 부족해진 상태에서 차가운 바람에 의해 풍한사(風寒邪)의 침입을 받아 산후풍이 발생한 경우이다. 이런 경우 비위 기능을 도와 음혈을 보충하며 풍사를 제거해주는 처방과 치료가 필요하다.

　진료를 하다보면 허약하던 사람들보다 오히려 건강했던 사람들이 산후조리를 등한시했다가 산후풍이 생기는 경우가 많다. 산후는 아무리 건강한 사람이라 해도 온몸의 기력이 허해지고 뼈와 관절이 느슨해진 상태이다. 그 당장에는 괜찮게 느껴질지라도 철저히 산후관리를 하지 않으면 훗날 심각한 후유증을 앓을 수 있으므로 절대 방심해서는 안 될 것이다.

산후풍

산후풍(産後風)이란 산후조리를 잘못해서 산욕기 이후뿐 아니라 길게는 갱년기까지 장애가 이어지는 질환이라고 할 수 있다. 산후풍은 대략 다음과 같은 두 가지 증상으로 요약할 수 있다. 우선 인대와 관절, 근육의 통증이 나타나거나 시리고 쑤시는 증상이다. 우리 엄마와 할머니들이 "산후조리를 잘못해서 바람이 든다."고 표현하던 바로 그 증상과 같다.

임신 중에는 주로 황체나 태반에서 릴랙신(Relaxin)이란 호르몬이 분비된다. 이 호르몬은 임신 중 인대와 관절에 유연성을 주어 태아의 무게를 감당할 수 있게 해주며 분만 시를 대비하여 치골 결합을 이완, 확장 시키거나 자궁경관을 연화시키는 역할을 한다. 릴랙신에 의해 느슨해진 인대와 관절이 원상태로 회복 중인 산욕기에 무리한 힘을 가하거나 지나치게 차가운 환경에 노출되면 관절 부위가 시리거나 저린 느낌이 들고 쑤시는 통증이 발생하게 된다. 또한 찬 기운이 머물면서 좀처럼 가시지 않는 듯한 증상이 나타나기도 한다.

두 번째는 오한이 들거나 땀을 지나치게 많이 흘리며 부종이 생기는 증상이다. 이는 주로 산욕기에 충분한 영양과 휴식 등을 취하지 못해 임신으로 인한 기력의 손상을 회복하지 못함으로써 발생한다. 이 경우는 관절의 통증보다 좀 더 넓은 의미의 산후풍 증상이라고 할 수 있다.

산후풍은 민간에 전해오는 속설로 의학적 실체와 정의가 있는 것은 아니다. 그러나 똑같이 속설에서 출발한 화병이라는 우리만의 독특한 증상이 오늘날 과학적으로 그 실체를 인정받았듯, 산후풍 역시 단순히 속설이라 표현하기엔 너무나 오랜 세월 동안 우리나라 여성들의 임상적 공감과 함께 지속되어온 엄연한 질환이라고 할 수 있을 것이다.

한의학에도 산후풍이란 질환명은 없다. 그러나 산후조리가 부족할 때 나타나는 관절이나 근육의 통증을 산후편신동통(産後偏身疼痛) 또는 산후신통(産後身痛), 산후관절통(産後關節痛)이라 하여 그 처방과 치료법이 있어왔다. 산후풍을 한의학적으로 풀어보면 출산 후 아직 관절과 혈맥이 회복되지 않은 상태에서 풍한사(風寒邪)의 침입을 받았거나 오로가 제대로 배출되지 않아 생긴 어혈이 일으키는 증상이라고 볼 수 있다.

산후풍의 유형은 임신과 출산으로 인해 혈이 부족해진 혈허(血虛)와 혈액 정체로 순환이 잘 이루어지지 않아 담과 어혈이 생기는 혈체(血滯), 찬바람의 독이 혈에 스민 혈풍(血風)으로 나뉜다. 치료는 각각의 원인에 따라 기혈을 보충해주거나 어혈을 풀어주어 혈액순환을 원활하게 하며 풍사를 제거하는 방법을 쓰게 된다.

한방산후관리, 누구에게 필요할까?

평소 생리통이 심하거나 생리불순이 있는 경우, 냉으로 고생하거나 무월경, 불임, 유산 또는 제왕절개의 경험이 있는 경우, 비만이 있는 산모라면 반드시 체계적인 산후관리가 필요하다. 그러나 평소 건강했던 산모라고 해도 마찬가지이다. 모든 산모에게는 임신과 출산 자체가 몸에 굉장한 부담을 주는 요인이기 때문이다. 임신과 출산은 일반적인 시각으로 보면 누구나 겪는 평범한 일인 것 같지만 그 일이 내게로 왔을 때는 정말로 간단하지 않은 특별한 일이 된다. 예를 들어 출산 중에는 상황에 따라 삶과 죽음의 경계선상에 설 수 있을 정도로 목숨을 걸어야만 한다는 사실을 상기해 보자.

우리나라 여성들이 흔히 듣는 이야기 중, "너만 애 낳는 것도 아닌데 임신했다고 유세하냐."는 말이 있다. 그러나 내 아이는 나만 낳는 것이 맞다. 나 자신이 굳이 유세하지 않더라도 주변에서 배려받고 케어를 받아야 하는 것이 옳다고 생각한다. 그런 이유로 누구든 임신과 출산의 과정을 겪었다면 산후 특별한 이상이 없다고 해도 반드시 산후관리를 해주어야만 한다. 특히 산후 어혈제거와 산후풍 예방, 기혈보충을 위한 치료약과 보약은 평생의 건강을 위해 필수로 복용하기를 권한다.

한방산후관리는 어떤 것일까?

한방산후관리는 단순히 임신과 출산 전의 몸매로 돌아가는 다이어트나 보약처방 등 흔히 사람들이 알고 있는 단편적인 방법만을 의미하지 않는다. 그런 오해에 의해 일부 산모들은 한약 처방을 통한 산후관리를 꺼리기도 한다. 한약을 먹으면 살이 찐다는 것이 그 이유이다. 물론 산후관리를 위해서는 필요에 따라 몸을 보해주는 탕약을 처방하기도 하고 몸 안의 정체된 부분을 해소하는 처방과 치료를 하여 그 결과로 다이어트 효과가 나타나기도 한다. 그러나 만약 산후조리 한약을 먹었더니 살만 쪘다는 경우가 있다면 그것은 아마도 제대로 된 체질이나 증상에 대한 진단이 이루어지지 못했기 때문일 것이다. 산후조리 보약은 살을 붙게 하거나 빼기 위한 것이라기보다 출산으로 약해진 자궁의 기운을 회복하고, 호르몬 변화를 겪은 신체 전반의 밸런스를 바로잡아 몸 전체의 컨디션을 끌어올리는데 보다 근본적인 목적이 있다.

한방산후관리는 기본적인 원칙은 비슷하지만 한의학의 특성상 각 환자의 체질과 증상에 대한 한의사의 종합적 판단과 처방 등 증상을 다스리는 치법이 다를 수 있다. 내 경우는 우선 기혈을 보충하고, 산모가 모유 부족을 걱정하지 않도록 만들어 주며, 노폐물과 어혈을 제거하는 데 초점을 두고 있다. 또한 산후 부종을 없애고 체중을 관리하며 이완된 근육의 회복을 촉진시킴으로써 산모가 산후후유증 없이 건강한 일상으로 복귀할 수 있게 돕는다.

그런 사항들을 염두에 두고 대략 세 가지 처방의 탕약과 치료를 순서대로 받으며 체계적인 몸 관리를 해야 한다. 우선 첫 번째 단계는 원활한 오로배출을 돕고 체내에 쌓인 어혈을 풀어주는 어혈약 처방이 필요하다. 두 번째는 기혈손상을 보충하는 산후 보약 복용을 통해 몸의 원기를 회복함으로써 모유부족을 해소하고 산후풍을 예방하는 단계이다. 세 번째로는 임신과 출산으로 흐트러진 인대와 근육 및 몸매를 회복할 수 있는 처방의 탕약과 치료, 또한 적당한 운동과 식이요법 등 생활지도를 통해 산모가 일상으로 복귀할 수 있도록 돕는 마무리 단계가 이어진다.

이와 같은 세 단계의 산후관리는 출산 직후의 어혈약 복용으로부터 마무리까지 총 100일이 소요되는데, 이 시기 동안 산모는 단계적으로 탕약을 꾸준히 복용하며 몸을 잘 만들어가는 게 중요하다. 출산 직후부터 삼칠일 동안은 되도록 바깥출입을 하지 않는 편이 바람직하기 때문에 우리 환자들의 경우는 출산 전에 미리 한의원에 와서 진맥을 하고 분만을 위해 병원에 들어가면서 연락을 해놓으면 퇴원 직후부터 한약을 먹을 수 있도록 준비해준다.

한방산후관리의 세 단계는 다음과 같다.

한방산후관리

1단계: 산후관리의 첫 걸음, 완전한 오로 배출

약 280일의 임신기간 동안 아기가 자궁에서 성장하고 머물면서 쌓인 불순물을 오로(惡露)라고 한다. 오로는 출산 후 태반이 떨어져나가면서 배출되기 시작하며 출산 직후에는 그 양이 자그마치 1kg이나 된다. 오로가 몸에서 완전히 빠져나가는 데는 산후 한 달 정도가 걸리는데 만약 오로의 배출이 원활하지 못할 경우 자궁에 남아있는 오로는 산후 건강을 해치는 해독 요인으로 작용하게 된다. 오로가 깨끗이 제거되지 않은 상태에 찬 기운이나 습한 열, 잘못된 섭생이나 정신적 스트레스가 겹치면 담(痰)이나 어혈이 발생함으로써 혈액순환을 저해하여 산후풍의 원인이 되기도 한다.

한의학에서는 원활한 오로배출을 위해 생화탕, 사물탕 등의 처방을 쓰는데 이는 흔히 산후 어혈제거약이라고 불리는 탕약들이다. 또한 오로를 잘 배출시키기 위해서는 우선 몸을 따뜻하게 해주는 것이 중요하다. 평소 아랫배가 차가운 여성이었다면 더욱 더 신경을 써주어야 한다. 따뜻한 팩을 자주 아랫배에 올려주어 혈액순환을 돕는 것이 좋다. 또한 달인 약쑥으로 좌욕을 하면 어혈 제거에 효과적일 뿐 아니라 분만 과정에서 절개했던 회음부의 상처로 인한 통증을 줄여주고 빠른 회복에 도움이 된다. 숨을 들이마신 후 잠시 멈추고 소변을 참을 때 사용하는 근육을 조였다가 숨을 내쉬며 풀어주는 케겔 운동을 매일 반복하는 방법도 효과적이다.

2단계: 산후관리의 두 번째 걸음, 기혈 보충을 통한 몸의 회복과 모유 부족 해소

임신과 출산을 거치며 산모는 태아에게 영양분을 나눠주고 출산 시 출혈 등으로 혈액을 과하게 소모하여 기혈이 손상된 상태이다. 기혈이 허하면 몸의 회복이 더뎌지고 생체활동을 할 수 있는 기력이 부족하며 면역력과 질병에 대한 저항력이 약해진다. 또한 수유 시 모유 부족을 일으켜 아기의 성장 발달에 해가 될 수 있다. 기혈을 보태고 늘려주는 보약 처방을 통해 몸의 기력과 자생력을 길러주어야 한다.

한편 모유 수유 시 한약 복용의 안전성에 대해 궁금증을 지닌 산모들이 종종 있다. 출산 후에 처방되는 한약은 그 자체가 모유 수유를 전제로 약재가 구성된 것이므로 수유부가 복용해도 신생아에게 아무런 영향이 없다. 이 시기의 탕약은 지난 5천년 동양의학의 임상적 효과를 통해 그 안전성이 충분히 검증되었기 때문에 안심하고 먹어도 된다.

3단계: 산후관리의 완결, 한방치료와 생활습관 교정을 통한 개별 관리

각 개인의 체질과 몸 내부의 특성을 감안한 산후 회복용 맞춤 처방인 산후 하우탕 탕약 처방과 약침, 좌약 등 다양한 치료법으로 임신과 출산으로 흐트러진 몸의 균형을 바로잡아 건강한 몸으로 되돌아갈 수 있게 해준다. 또한 아직은 이완 상태인 인대와 관절, 근육의 회복을 촉진할 수 있는 가벼운 운동, 기혈을 보충해줄 수 있는 영양식 위주의 건강한 식단 등 생활지도를 통해 일상 속의 산후 회복을 도와주어야 한다.

일상 속에서 실천해야 할 산후 생활 관리법에 대해 적어본다.

산후 일상생활 주의사항

① 체온이 내려가면 면역력이 낮아져 감염의 우려가 있고 신진대사와 혈액

순환이 잘 이루어지지 않아 산후 회복이 더뎌지므로 되도록 몸을 따뜻하게 유지하는 게 좋다.

② 지나치게 찬 음료나 음식 등은 소화기관을 상하게 하거나 수유 시 신생아의 배탈을 유발할 수 있으며 찬바람은 산후풍 발생의 원인이 될 수 있으니 조심한다.

③ 무거운 물건을 들거나 과도한 운동 등 관절에 무리가 가는 행동은 피한다.

④ 과도하게 딱딱한 음식은 들뜬 잇몸과 치아의 건강을 해칠 수 있으니 주의한다.

⑤ 기력이 약해져있는 때인 만큼 지나치게 덥게 하여 일부러 땀을 내는 것은 좋지 않다.

⑥ 부부관계는 오로 배출이 마무리되는 산후 6주 정도면 가능하지만 몸이 회복되는 100일 이후가 보다 안전하다.

산후조리에 도움이 되는 식품들

산후는 아직 소화기능이 약한 때이므로 섬유질이 지나치게 많거나 영양성분이 과하게 농축되어있는 식품, 기름기가 많은 식품은 피하는 것이 좋다. 되도록 담백하고 소화가 잘 되며 새로운 조직의 생성에 도움을 주는 단백질과 함께 무기질, 비타민 등이 풍부하게 함유된 채소와 과일 위주의 식사를 하는 것이 바람직하다. 또한 부족한 혈액을 보충하기 위해 철분이 함유된 식품도 섭취해야 한다. 모유를 수유 중인 산모라면 신생아의 성장을 돕는 단백질과 칼슘의 섭취가 필수이다.

다음과 같은 식품들은 산후에 부족한 기혈을 보충해주고 출산으로 인해 손상된 몸을 회복시켜주며 모유 수유 시 신생아의 성장 발달에 도움을 준다고 알려져 있다.

미역 및 해조류

미역과 다시마, 김, 파래, 톳 등의 해조류는 요오드와 각종 무기질이 풍부하게 들어있어 임신과 출산으로 허해진 혈을 보충해주며 염증과 부종을 없애준다. 피를 맑게 해주는 효능이 있기 때문에 어혈을 풀어주어 자궁의 혈액순환과 원활한 오로배출에도 도움을 준다. 섬유질이 풍부하여 장 기능을 활성화시킴으로써 산후 변비를 해소하며 다른 식품에 비해 열량이 낮아 산후비만이 되는 것을 막아주기도 한다. 또한 젖을 잘 나게 하는 효능이 있고 칼슘의 함량이 높아 신생아의 성장 발달을 돕는다. 해조류 중 톳은 특히 철분이 많이 포함되어있어 임신과 출산으로 인한 빈혈을 없애주며 톳에 함유된 비타민D가 칼슘의 흡수율을 높인다.

등 푸른 생선류

고등어와 정어리를 비롯한 등 푸른 생선에는 필수지방산인 오메가−3가 많이 들어있다. 오메가−3는 혈액 응고 방지 작용이 있어 혈액순환에 도움을 주며 출산 시 상처 등으로 인해 발생한 탁한 혈액을 맑게 해주는 효능이 있다. 또한 뇌기능 활성화에 관여하여 산후우울증을 막아주며 철분이 많이 함유되어 있어 빈혈을 예방해준다.

무청

무청에는 칼슘, 철분 등 각종 무기질과 비타민이 풍부하고 식이섬유소로 이루어져 장 기능을 활성화시키는 효능이 있다. 무청은 주로 가을철에 말려 시래기로 만들어 먹게 되는데 시래기에는 항산화 작용을 하는 성분이 들어있어 출산으로 인해 취약해진 몸의 면역력을 향상시켜준다. 매운 맛이 나는 이소티오시아네이트 성분이 함유되어 항종양과 항암효과를 지녔다고 알려져 있으며 섭취한 음식의 당흡수를 지체시킴으로써 혈당을 조절하여 당뇨병을 예방해준다. 그러나 산후는 아직 소화 흡수 기능이 약한 때이므로 지나친 양의 섭취는 과도한 섬유소로 인해 오히려 소화에 이상을 줄 수 있다. 연한 잎만 골라 오메가-3가 풍부한 들깨나 들기름 등과 함께 중불에 충분히 익혀내어 물러지면 먹는다.

무화과

무화과는 칼슘, 칼륨, 마그네슘, 망간, 구리 등 각종 무기질과 비타민이 풍부하고 항산화효과가 뛰어나 임신과 출산으로 인한 몸의 피로를 제거해주고 면역력을 길러준다. 식이섬유소가 풍부해 혈당을 조절해주고 폐경 후 유방암의 발병을 낮춰주며 항염증 효과가 있어 산후 오로 등으로 인한 세균감염의 위험을 감소시켜준다. 또한 모유에 부족한 비타민 K가 함유되어 있어 수유 시 섭취하면 신생아의 성장발달에 도움을 준다. 생과일 상태에서는 쉽게 변질되지만 말리면 오래 보존이 가능하고 영양성분도 더욱 증가하게 된다.

연근

연근은 열독을 식히고 갈증을 해소해주며 지혈, 소염작용뿐 아니라 어혈을 풀어주는 효능이 있어 산후 탁하게 뭉친 자궁기관 내의 나쁜 혈액 등을 제거하고 염증을 방지하는 데 도움이 된다. 연근에 포함된 철분은 혈액의 생성을 돕고 산후 빈혈 예방에 효과가 있기도 하다. 또한 연근은 아스파르트산을 함유하여 출산으로 인한 피로 회복을 돕고 신경을 안정시켜준다.

민들레 차

민들레는 세균감염과 염증을 억제하고 열로 인한 독을 내려주는 효능이 있어 출산으로 인한 상처가 덧나지 않고 잘 아물 수 있게 도와준다. 또한 비타민 A, B군, C, D를 비롯해서 철분, 마그네슘, 칼륨, 칼슘 등 각종 무기질이 풍부하게 들어있어 항산화작용을 하기 때문에 조혈과 면역력 향상에 도움을 준다. 특히 유선염 등 유방의 질환을 다스리는 성분과 함께 모유를 잘 나오게 하는 작용을 하므로 차로 끓여 마시면 수유 중인 산모에게 유용한 식품이다. 그러나 성질이 차가운 편이므로 속이 냉한 사람은 지나치게 오래 복용하지 않는 것이 좋다.

그 외에 상추, 아욱, 콩비지, 보리, 전복 등도 모유의 분비를 돕는 것으로 알려져 있으며 원활한 모유 수유를 위해서는 충분한 양의 물도 함께 마셔주는 것이 바람직하다.

산후에 피해야 할 음식

자극적인 음식

맵거나 짜고 자극적인 향신료가 든 음식은 산후 약해진 산모의 소화기능을 해치고 부종을 악화시키며 수유 시 신생아의 소화불량, 엉덩이 짓무름 혹은 발진 등을 유발할 수 있으므로 되도록 피한다.

밀가루 음식

빵과 면류 등 밀가루 음식을 비롯하여 속을 차게 만드는 음식은 출산으로 인해 생긴 어혈을 더욱 뭉치게 하여 산후 회복을 더디게 만들 우려가 있으므로 섭취를 자제해야 한다.

과도한 지방

산후 초기에는 소화기관이 약하기 때문에 기름기가 많은 음식이나 소화하는데 시간이 오래 걸리는 우거지 등 과도한 섬유소가 포함된 채소류는 먹지 않는 것이 좋다. 특히 육류에 포함된 지방 성분은 수유 시 유선을 막아 유선염을 일으키거나 젖 분비를 방해할 수 있으므로 제거 후 단백질 위주로만 섭취하는 것이 바람직하다.

인공첨가물

인공첨가물이 든 가공식품이나 카페인이 들어있는 음료와 기호식품 등은 수유 시 신생아에게 알레르기를 유발하거나 숙면을 방해하는 등 좋지 않은 영향을 줄 수 있다. 또한 커피, 녹차, 홍차 등은 산후 모자라는 혈액의 보충을 위해 꼭 필요한 철분의 흡수를 방해하므로 섭취를 삼간다.

식혜

식혜는 모유의 분비량을 줄어들게 하므로 수유 시에는 먹지 않아야 한다.

찬 성질 음식

오이, 자두, 참외, 복숭아 등 찬 성질의 채소나 과일은 수유 시 아기에게 복통과 설사를 일으킬 수 있다. 또한 완전히 익지 않은 아보카도에는 복통을 유발하는 퍼신이라는 독성물질이 포함되어 있을 가능성이 있으니 주의해야 한다.

Part 4

40대~50대
―
갱년기를 겪으며
완경을 하다

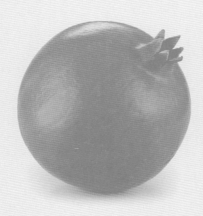

"여자 나이 49세가 되면 임맥이 허해지고 충맥이 쇠약해지며
천계가 다하여 월경이 멈추게 되니
몸의 형체는 무너지고 생식기능이 없어진다."
(七七 任脈虛 太衝脈衰少 天癸竭 地道不通 故形壞而無子也)

_황제내경(黃帝內經) 소문(素問)

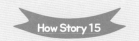

40세에도 벌써 폐경이?
오랜 과로와 스트레스로
조기폐경 전조 증상이 나타난 워킹맘 규원씨,
소소한 일에도 쉽게 짜증이 나다

입시학원을 운영하는 차규원(가명·40)씨는 일과 집안일이라는 두 마리 토끼 중 어느 하나도 소홀히 하지 않겠다는 각오로 열심히 살아왔다. 지는 걸 싫어하는 성격이기도 해서 그 일대의 입시 학원 중 손에 꼽힐 정도로 대입 실적을 많이 냈고 그로 인한 성취감도 얻을 수 있었다. 또한 본인이 입시 관련 일을 하고 있으니 적어도 아이들 교육만큼은 그 누구보다 뒤지지 않겠다는 생각으로 틈틈이 시간을 내어 직접 아이들 교육도 챙겼다.

동일하게 주어지는 시간 동안 남들의 몇 배나 되는 일을 해내며 살기 위해서는 잠자는 시간을 쪼개거나 여러 일을 동시에 해내는 멀티태스킹을 생활화해야 했다. 보통 바깥일을 끝내고 집에 돌아오면 편히 쉬어야 다음날을 대비할 수 있겠지만 집에 돌아온 규원씨에게는 늘 또 다른 일인 집안일과 아이들 돌보기가 기다리고 있었다. 힘들긴 했지만 인생의 어느 한 가지도 포기하지 않았다는 뿌듯함과 자신감으로 꿋꿋이 버텨왔다.

그런데 요즘은 어쩐 일인지 일상의 소소한 일에도 쉽게 짜증이 났다. 웃으며 대해야 하는 학부모들과의 상담 때도 화가 버럭 치밀며 얼굴이 화끈 달아오르니 번번이 이런 저런 핑계를 대느라 곤란할 경우가 많아졌다. 쉽지는 않았지만 나름 잘 견뎌왔다고 생각한 삶의 균형감이 조금씩 무너지며 불안심리가 찾아오기도 했다.

왜 그런 것일까. 스스로 점검해보니 아무래도 수능 때가 코앞으로 다가와서인 것도 같다. 수강생들의 특강 준비며 프로모션 행사 때문에 과도한 스트레스를 받긴 했었다. 그렇긴 해도 매년 치르는 행사였는데 올해만큼 몸과 마음에 이상이 오는 때는 드물었다는 생각이 든다. 무엇보다 규칙적이던 생리주기가 터무니없이 불규칙해졌고, 원인을 알 수 없는 메스꺼움과 몸 여기저기에 느껴지는 통증 때문에 심리적으로 평소보다 상당히 예민해졌다. 자신의 몸에 무슨 일이 벌어지고 있는 건지 답답했던 규원씨는 직장에서 멀지 않은 우리 한의원을 찾았다.

검진 결과 규원씨는 조기 폐경의 전조 증상을 보이고 있었다. 이런 경우를 가성 갱년기 증상이라고 부를 수 있다. 아직 갱년기가 본격적으로 시작될 나이가 아님에도 폐경을 앞둔 갱년기 증상이 나타나고 있었던 것이다. 조기 폐경에 따른 가성 갱년기는 대부분 과도한 육체적 피로와 정신적 스트레스가 만연해있을 때 쉽게 나타난다. 십 수 년 이상 이어진

무리한 일상은 규원씨의 몸을 지치게 만들었던 것이다.

최근에는 40대뿐 아니라 20~30대 여성들에게도 조기폐경 현상이 나타나곤 한다. 자연스럽게 나타나는 폐경과 갱년기라면 자연의 이치이니 순응하는 자세를 지니는 게 마땅할 것이다. 그러나 제 시기가 아닌 때에 오는 조기폐경과 가성갱년기는 반드시 치료를 받아 정상적인 삶의 궤도를 되찾을 필요가 있다. 규원씨 역시 아직 만 나이로는 30대에 속하는 이른 시기에 찾아온 갱년기였기 때문에 적절한 처방과 치료로 폐경의 시기를 늦춰줘야 한다는 진단을 내렸다.

규원씨에게는 폐경을 지연시켜주는 폐경지연 하우탕을 처방하여 체내 음양과 호르몬의 밸런스를 맞춰줌으로써 가성갱년기 증상을 해소시켜줄 수 있었다. 폐경지연을 위한 탕약은 갑작스럽게 몸의 변화를 유도하는 것이 아니라 몸에 부담을 주지 않고 서서히 원래의 속도를 되찾아주는 것이므로 환자가 특별한 무리 없이 복용할 수 있다.

갑자기 폐경이 찾아온다면
여성성이 완전히 사라져버리는 걸까?

초경 이후 약 40년 남짓한 긴 세월 동안 매달 어김없이 찾아오던 생리가 어느 날 갑자기 종적을 감추고 사라져버린다면 어떤 기분이 들까. 내내 생리통에 시달리던 경우라면 내심 반가울 수도 있다. 여름엔 축축하고 겨울엔 차갑던 생리대를 싫어도 감내해야만 했던 그 지긋지긋한 날들에서 벗어나다니, 생각만 해도 훨훨 날아가는 느낌이어야 마땅할 것이다. 그런데 어쩐 일일까. 막상 있어야 할 날 아무런 기미가 없으니 마음속에 서운한 감정이 인다. 정말 끝이 난 걸까. 생리를 시작하면서 한 사람의 여성으로서의 삶이 시작되었으니 이제 폐경과 함께 내 여성성은 영영 사라져버리는 건 아닐까.

폐경을 맞은 대부분의 여성들은 우선 그런 마음이 든다고 한다. 마냥 귀찮고 성가신 것인 줄만 알았는데 끝나버리니 오랜 친구를 잃은 것처럼 마음 한 구석이 허전해진다. 물론 폐경이 되었다고 여성성이 없어지는 건 아니다. 수십 년을 이어왔던 배란과 생리의 패턴을 기억하는 몸은 폐경 후에도 동일한 주기로 변화한다. 생리가 있건 없건 여성으로서의 삶은 계속 이어지는 것이다.

그러나 아무런 준비 없이 맞은 갑작스런 폐경은 여성들에게 마음의 상처가 될 수 있다. 신체적으로도 많은 후유증을 남긴다. 미리 예측하고 대비한 초경이 자연스럽게 여성으로서의 삶을 시작하게 해준다면, 이삿짐 정리하듯 차곡차곡 하나씩 버릴 건 버리고 챙길 건 챙기는 깔끔한 폐경 준비는 여성의 마음에 스스로를 돌아볼 여유를 가져다 줄 것이다. 그리고 그렇게 얻은 여유를 통해 첫 생리를 시작한 후 치열한 가임의 시기를 거쳐 이제 조용히 생리를 마무리하게 된 완경의 참모습을 관조하고 기꺼이 받아들일 수 있는 성숙한 마음의 자세를 가다듬을 수 있다.

그런 의미에서 폐경을 맞는 여성에겐 갑작스럽게 생리를 끝맺어버리는 경착륙보다 차근차근 준비해서 맞이하는 연착륙의 과정이 반드시 필요하다. 한의학의 폐경과 갱년기 치료는 여성들의 폐경과 갱년기를 마음과 몸의 후유증 없이 연착륙시켜주는 좋은 해법이다. 몸의 기운을 북돋아주면 마음도 편안해지기 마련이다. 몸과 마음이 편하면 삶을 보는 시각도 긍정적이며 희망적으로 변한다. 갑작스런 폐경과 후유증으로 피폐해졌던 삶의 질이 높아지게 된다. 우선 폐경이 무엇인지, 후유증은 어떤 게 있는지 알아보자. 그리고 한의학에서는 어떤 방식으로 여성이 폐경과 갱년기 장애를 극복할 수 있도록 돕는지, 폐경과 갱년기를 지혜롭게 맞이하고 적응하는 일상 속의 대처법은 어떤 게 있는지 차분히 살펴보기로 하자.

40때부터 생기는
폐경과 갱년기 증상

폐경이란?

폐경은 난소 기능의 자연스러운 노화로 인해 생리가 완전히 끝나는 현상이다. 일반적으로 40대 중반 이후의 여성이 특별한 질환이나 원인 없이 1년간 생리가 없다면 폐경이 되었다고 본다.

여성 갱년기와 폐경이행기

갱년기는 흔히 여성의 경우만 부각된 경향이 있으나 남성과 여성 모두에게 해당된다. 그러나 여기서는 여성의 갱년기만을 언급하기로 하자. 여성 갱년기는 여성의 난소 기능을 기준으로 볼 때 성의 성숙기 다음에 오는 난소 기능의 쇠퇴기이다. 이 시기에 폐경이 이루어진다. 개인차가 있으나 대략 45~55세 무렵에 갱년기를 맞게 된다. 출산 경험이 있는 여성은 임신과 수유 기간 동안 생리가 중단되기 때문에 출산 경험이 없는 여성에 비해 갱년기가 좀 더 늦은 나이에 오게 된다. 갱년기는 최근 폐경이행기라는 명칭으로 불리기도 한다.

갱년기 증상

성숙기의 여성은 평소 에스트로겐과 프로게스테론 같은 여성호르몬과 생식샘자극호르몬이 안정적 범위 내에서 서로 긴밀하게 피드백을 주고받으며 주기적으로 변화하고 있다. 그러나 갱년기가 되면 난소에서 여성호르몬 분비가 급격히 감소하고 그에 따라 여성호르몬 분비를 촉진하기 위해 생식샘자극호르몬이 상대적으로 과다하게 분비되는 등 호르몬 분비의 조화와 균형이 흐트러지게 된다. 호르몬은 아주 미량의 변화로도 우리 몸의 대사에 지대한 영향을 끼친다. 그처럼 널뛰듯 변화하는 호르몬은 갱년기 여성의 몸에 다양한 이상 증상을 일으킬 수밖에 없다. 동시에 몸의 노화가 진행되면서 그로 인한 여러 가지 신체적, 정신 심리적 이상 증상이 나타나게 된다. 문화나 사회적 특성 같은 심리 환경 요소도 갱년기 증상을 일으키는 요인으로 작용할 수 있다. 여성호르몬감소와 심리환경요소, 노화 등으로 인한 갱년기의 이상 증상을 갱년기 장애라고 한다.

갱년기 장애 증상은 어떤 것이 있을까. 우선 갱년기가 되면 난소 기능이 저하되면서 생리가 불규칙해진다. 생리주기가 바뀌고 생리량이 평소보다 줄어들거나 반대로 많아질 수 있으며 기간도 짧거나 길어진다. 또한 집중력, 기억력이 떨어지고 몸매에 탄력이 없어지는 등 신체적 변화로 인해 매사에 자신감을 잃고 우울감에 빠질 수 있으며 자율신경이 불균형해져 초조, 불안하고 급격한 흥분에 사로잡힐 때가 많아진다.

열이 위로 치밀어 오르는 느낌과 함께 얼굴이 화끈거리는 안면홍조 증상, 가슴이 두근거리는 심계항진이 일어나고 식은땀이 흐르며 종종 불면증에 시달리는 것도 갱년기 증상의 하나이다. 여성호르몬 감소는 뼈의 골밀도를 낮아지게 하여 그로 인한 골다공증으로 쉽게 골절이 일어날 수 있고 심혈관계 질환의 위험성을 높인다. 또한 질 점막의 위축으로 인해 위축성질염이 자주 발생하고 외음부 가려움증과 부부관계 시 통증을 느끼기도 한다. 방광과 요도점막 등 비뇨기관의 점막이 쇠퇴하면서 소변을 참지 못하고 요실금과 빈뇨 증세가 생기도 한다.

이러한 일련의 증상들은 모두 여성호르몬 부족과 관계가 있는 것이므로 증상을 호전시키기 위해 여성호르몬 치료를 시행하게 된다. 에스트로겐이나 프로게스테론 같은 여성호르몬을 투여하면 골다공증과 심혈관 질환의 발생이 억제되거나 진행이 완화되고 안면홍조 등 갱년기 장애 증상들이 호전될 수 있다.

그러나 여성호르몬 치료는 유방통이나 자궁출혈, 불안감과 우울증 등 신체적, 정신적 부작용이 있을 수 있고 아직 그 연관관계가 확실히 밝혀진 것은 아니지만 장기간 사용할 경우 유방암과 자궁내막암 발생의 위험성을 높인다는 조사가 있다. 위에 적은 갱년기의 불편 증상들이 삶의 질을 현저히 낮추거나 건강상에 큰 위협을 준다면 여성호르몬 요법을 사용하는 것이 나을 수 있고, 그렇지 않다면 오히려 또 다른 건강상의 우려가 생길 가능성도 있으므로 전문가와 상의를 통해 득실을 잘 따져보는 현명함이 필요하다.

갱년기에 발생하기 쉬운 질환들

갱년기비만

폐경기가 되면 체내 에너지 소비와 지방의 축적에 관여하는 에스트로겐이 감소되면서 특별히 과식하지 않는데도 비만이 오기 쉽다. 이처럼 호르몬 부족에 의해 몸 안에서 지방 연소가 덜 일어나면서 발생하는 비만을 갱년기비만이라고 한다. 갱년기비만은 여성 호르몬의 결핍이 원인이므로 마치 남성의 경우처럼 복부 윗부분에 살이 집중되는 형태를 띤다.

복부에 쌓인 지방은 피하지방과 내장지방으로 나뉘며 이중 더욱 문제가 되는 것은 내장지방의 경우이다. 과도한 내장지방은 고혈압, 고지혈증, 당뇨병, 각종 심혈관계 질환 등 성인병을 발생시킨다. 내장지방에 집중되는 갱년기 비만을 그대로 방치하게 되면 성인병의 위험이 커지는 만큼 보다 적극적인 일상 속에서의 대처와 치료가 필요하다.

우선 일상에서는 정상 체중을 유지하는데 도움을 줄 수 있는 식이요법과 함께 관절과 뼈에 지나치게 무리가 가지 않는 선에서 꾸준히 실행하는 운동이 병행되어야 한다. 갱년기가 되면 기초대사량 자체가 감소한다는 사실을 감안하여 이전보다 탄수화물, 지방 등 고열량 식품의 섭취를 줄이고 비타민과 무기질이 풍부한 채소와 전곡류 등의 섭취를 늘리는 것이 바람직하다. 또한 체내 에너지 대사를 촉진시켜 내장 지방을 연소시킬 수 있는 유산소 운동과 기초대사량을 높이는 데 도움이 되는 무산소 운동을 일정 시간 이상 지속적으로 행하는 게 좋다. 걷기, 자전거 타기, 줄넘기, 조깅 등은 대표적인 유산소 운동이며 헬스클럽 등에서 행해지는 웨이트 트레이닝이나 단거리달리기 등은 무산소 운동에 속한다.

양방에서는 갱년기비만을 치료하기 위해 주로 호르몬대체요법이 사용된다. 그에 비해 한방에서는 각 개인의 체질과 각 장부 및 생체 활동의 불균형 상태 등을 고려한 맞춤처방을 통해 체내 밸런스를 맞춰주는 방식으로 갱년기 비만을 예방하거나 다스리게 된다. 특히 갱년기비만은 일반적인 비만과 달리 갱년기장애 증상의 하나로 나타나는 것인 만큼 치료 자체도 갱년기장애 치료의 일환으로 다루어져야 한다. 갱년기장애 치료는 갱년기의 불편 증상들과 자궁건강은 물론 갱년기비만까지 바로잡을 수 있는 일석 삼조의 치료라고 할 수 있다.

요실금

요실금이란 자신의 의지와 상관없이 소변이 흐르는 현상을 말한다. 폐경으로 인한 에스트로겐의 감소는 성기관의 위축과 함께 방광과 비뇨기관 점막 등을 쇠퇴시킨다. 그 결과 빈뇨 증상과 요실금을 발생시키게 된다. 노화로 인해 골반과 방광 근육의 탄력성이 떨어지는 것도 요실금의 주요 원인 중 하나이다. 남녀노소를 가리지 않고 발생할 수 있지만 남성보다 요도의 길이가 훨씬 짧은 여성에게 더 많이 생기며 특히 40~50대의 갱년기에 가장 많이 발생하는 것으로 알려져 있다.

요실금은 대략 복압성 요실금, 절박성 요실금, 혼합성 요실금 등 세 가지 종류로 나뉜다. 이중 복압성 요실금이란 기침이나 달리기 등으로 배에 갑작스런 압력이 가해질 때 소변이 새어나오는 증상으로 여성 요실금의 대부분이 이 유형에 속한다. 그에 비해 절박성 요실금은 소변이 마려울 때 참지 못하는 것으로 과민성방광증상의 하나이다. 혼합성 요실금이란 복압성 요실금과 절박성 요실금이 동시에 나타나는 증상이다.

요실금을 방치할 경우 대인관계 기피 등으로 인해 우울증이 발생할 수 있으므로 보다 적극적인 예방과 치료가 필요하다. 요실금의 양방 치료는 유형에 따라 수술적 요법과 약물적 요법, 행동요법 등이 쓰인다. 한방에서는 체질상의 불균형을 바로잡음으로써 방광의 기능을 증진시켜주는 탕약과 함께 방광 및 골반저 근육을 강화하는 침치료, 비뇨기관 주변의 혈액순환을 원활하게 해주는 온열요법 등이 사용된다. 평소 골반 근육을 강화하는 운동을 꾸준히 행하거나 변비, 비만 등 방광을 압박하는 요인을 피하고 커피를 비롯한 자극성 있는 음식을 멀리하는 것은 요실금의 예방과 완화에 도움이 된다.

위축성 질염

위축성 질염은 자궁질환 등으로 난소 절제 수술을 받았거나 폐경으로 인해 여성호르몬이 부족해지면서 발생하는 질염이다. 난소에서 분비되는 여성호르몬은 사춘기 여자아이의 질과 자궁을 비롯한 성기관을 발달하게 만든다. 이와 반대로 여성호르몬이 줄어들게 되면 자연스럽게 질벽 등 생식기관의 위축이 일어날 수밖에 없다. 그와 함께 질 안의 내부 환경을 유지하던 정상 균의 수가 현저히 감소하면서 질 표면이 세균 감염 등에 취약한 상태가 되고 질 내부에 염증이 일어나게 된다.

위축성 질염이 발생하면 질 내부가 건조해져서 성관계시 통증과 출혈이 생길 수 있으며 염증으로 인한 화농성 분비물이 질 밖으로 배출되는 증상이 나타난다. 위축성 질염은 그 원인이 여성호르몬 부족에 있는 만큼 에스트로겐 연고와 질정, 경구용 여성호르몬제제 등이 치료제로 쓰인다.

유방암

유방암은 유방의 유선조직에서 발생한 암이다. 유방암이 발생하는 원인은 명확히 밝혀져 있지 않으며 특정한 성향이나 환경적 요소에 해당하는 여성들에게 잘 발생한다는 연구나 통계가 있다. 유방암은 주로 유전적 소인이 있거나 폐경 전후의 여성에게 많이 생긴다고 알려져 있다. 또한 초경이 빠르거나 폐경이 늦고, 임신이나 수유 경험이 없어 생리가 중단되었던 적이 없는 여성, 비만한 여성이 유방암에 걸릴 확률이 높다. 이는 상대적으로 여러 번의 생리주기를 겪으며 유방 상피세포의 성장과 분열을 자극하는 에스트로겐에 노출된 기간이 길어졌기 때문이다. 같은 이유로 비만한 여성의 경우는 체내에 여성호르몬이 많이 존재하기 때문에 유방암의 위험성이 상대적으로 더 높다.

유방암이 생기면 유방 피부가 귤껍질처럼 변하거나 움푹 파인 부분이 보이기도 한다. 유방이나 겨드랑이 근처에 전에 없던 덩어리가 만져지는 것도 대표적인 증상들 중 하나이다. 유방암 환자의 일부에서는 수유기가 아님에도 불구하고 유두의 분비물이 보일 수 있다. 그러나 특별한 증상 없이 유방암이 발견되는 경우도 있다.

유방암의 검사는 X선으로 유방 조직을 촬영하는 유방촬영술과 초음파검사 등이 시행된다. 조직검사를 통해 유방암으로 확진되면 암

부위의 정도나 상태, 주변 조직으로의 전이 여부 등에 따라 수술적 치료와 항암치료, 방사선치료, 호르몬치료를 결정하게 된다. 유방암은 일찍 발견할수록 5년 생존율이 높아지는 대표적인 암으로 평소 자가 검진을 통해 주의를 기울일 필요가 있고 정기적인 검진으로 조기 발견하는 것이 최선의 예방책이다. 위와 같은 증상이 발견될 때는 지체 없이 전문의의 검진을 받는 것이 좋다.

자궁암

자궁암은 자궁과 부속기관에 발생하는 악성 종양이며 자궁의 입구인 자궁경부에 발생하는 자궁경부암과 자궁의 몸체부에 발생하는 자궁체부암으로 나뉜다. 자궁내막암은 자궁체부에 발생하는 암 중 대부분을 차지한다.

자궁경부암

자궁경부암은 우리나라 여성에게 생기는 암 중 가장 흔한 암의 하나이며 대략 45세~55세의 갱년기에 발생한다. 그러나 최근에는 그보다 젊은 연령층에서 발생하는 경향도 늘고 있다. 자궁경부암을 일으키는 가장 큰 원인은 인유두종 바이러스이며 주로 성 관계에 의해 감염된다. 청소년기의 성관계 등 이른 성경험과 성관계 파트너의 수가 많을수록 감염위험이 증가하기 때문에 발생 가능성도 높아지게 된다. 또한 몸의 면역력이 약해지거나 흡연, 영양소의 부족 등도 자궁경부암 발생 위험을 상승시키는 것으로 알려져 있다.

자궁경부암의 주요 증세는 부부관계 후에 나타나는 가벼운 질 출혈이다. 폐경 후에도 질 출혈이 보인다면 한 번쯤 의심해볼 필요가 있다. 자궁경부암은 인유두종바이러스 검사나 자궁경부 세포검사 등의 간단한 검사로 진단이 가능하며 검사결과 이상 징후가 나타났을 경우에는 질확대경 검사와 자궁경부조직에 대한 조직검사로 암을 확진하게 된다.

자궁경부암의 치료는 암의 진행 단계가 몇 기에 속하는가에 따라 달라지며 자궁과 주변조직 등에 대한 절제 수술과 함께 보조요법으로 항암제치료와 방사선요법이 시행된다. 자궁경부암의 치료 후 5년 생존율은 1기 초에 발견되어 치료될 경우 100%에 이르지만 기수가 진행될수록 현저히 낮아져 말기인 4기암의 경우 생존율은 15% 정도이다. 자궁경부암은 암의 전단계인 자궁경부이형성증에서 상피내암을 거쳐 미세침윤성암으로 발전하는 기간이 다른 암에 비해 상대적으로 길기 때문에 되도록 정기검진을 통해 암의 전 단계에서 조기 발견하는 편이 바람직하다.

자궁내막암

자궁내막암은 자궁의 안쪽 조직인 자궁내막에 발생하는 암이다. 우리나라 여성보다는 서구 여성에게 좀 더 흔한 암인 자궁체부암 중 대표적인 암이며 폐경 이후인 55세~65세경에 많이 발생하는 경향이 있다. 자궁내막암이 발생하는 원인은 아직 명확하게 밝혀지진 않았다. 그러나 유방암과 마찬가지로 출산과 수유의 경험이 없거나 빠른 초경, 늦은 폐경으로 에스트로겐에 장기간 지속적으로 노출될 경우 발생할 위험성이 더욱 높아진다. 또한 폐경으로 인한 갱년기 증상을 치료하기 위해 에스트로겐을 투여할 경우에도 발생 가능성이 커질 수 있다.

자궁내막암의 증상은 폐경 이후의 여성에게 발생하는 비정상적인 질출혈이다. 그 같은 증상이 암 발생 초기에 확연하게 나타나기 때문에 초기 발견과 조기진단이 가능하며 조기 치료 시 수술을 통해 완치될 가능성이 높아진다. 치료는 임신 희망 등 자궁을 보존해야 할 필요가 있는 경우를 제외하고는 대부분 먼저 자궁을 절제하는 수술이 이루어지며 수술 후에 제거된 부분에 대한 조직검사 결과를 기준으로 항암화학요법이나 방사선치료, 호르몬요법 등의 추가 치료를 결정하게 된다.

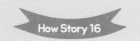

눈에 띄게 심해진 복부비만과 잦은
방광염 증상으로 발견된 자궁선근증

자궁선근증에 대한 설명은 Part 1의 생리통을 일으키는 질환, 자궁선근증 항목에서
상세히 다루었으므로 여기서는 아래와 같은 사례를 적어본다.

중학교 교사인 남은미(가명·50세)씨는 한동안 말 못할 고민에 시달렸다. 소변을 볼 때마다 통증이 느껴지고 금방 화장실에 다녀왔는데도 잔뇨감이 남아있었다. 그래서 수업 전이면 반드시 두 번씩 화장실에 다녀와야 했다. 일단 수업이 시작되면 교실을 벗어나기 힘들기 때문이다. 과식을 하는 것도 아닌데 배는 또 왜 그렇게 나오는지. 출근 전 옷장을 열 때마다 맞는 스커트가 하나도 없었다. 아이들 앞에 서면서 매일 똑같은 옷을 입을 수도 없고, 조만간 다이어트든 사이즈 큰 옷 구매든 무언가 해결책을 내야겠다고 생각했었다. 이런 게 말로만 듣던 갱년기 증상인가보다 싶어 한편으로 울적해지기도 했다.

하지만 얼마 후 은미씨가 산부인과를 찾게 된 건 그런 증상 때문은 아니었다. 방광염과 복부비만에 대해서는 불편하긴 해도 그때그때 약을 먹거나 절식을 하면 된다고 생각했었다. 문제는 다시 양이 많아진 생리이다. 은미씨는 2~3년 전부터 생리가 불규칙해지며 점차 생리 양이 줄어들었다. 그러다 최근 6개월 전부터는 1~2일간 생리대에 묻어날 정도의 양에 그쳐 폐경을 의심했었다. 그런데 지난달 들어 갑자기 생리가 펑펑 쏟아지더니 없던 생리통과 골반통도 생긴 것이다. 혹시 암 같은 건 아닐까 싶은 걱정에 그녀는 하루 휴가를 내고 병원에 들르게 되었다.

검진 결과 은미씨는 전혀 예상치 못한 진단을 받았다. 말로만 듣던 자궁선근증이라는 것이다. 생리량이 과하게 늘어날 경우 자궁제거수술도 고려해봐야 한다는 병원 측의 이야기에 은미씨는 더럭 겁이 났다. 그녀가 우리 진료실을 찾아오게 된 것은 인터넷 검색을 통해서였다. 자궁선근증을 다룬 내 칼럼을 보고 한방 치료에 대한 기대감을 갖게 되었다고 한다.

은미씨는 자궁수술을 꼭 해야 하는지부터 내게 물어왔다. 생리량의 증가로 빈혈이 발생할 정도가 아니고 방광염이 큰 문제가 되지 않는다면 자궁제거 수술을 서두를 필요는 없다. 자궁선근증은 여성호르몬 분비가 중지되는 폐경 후 자연스레 소실되는 경우도 있기 때문이다. 그러나 그냥 방치하면 증상이 악화될 수 있으므로 반드시 적절한 처방과 치료를 통해 자궁선근증을 부른 체내 불균형을 바로잡아줘야 한다. 은미씨의 경우는 자궁에 쌓인 어혈과 몸의 노폐물을 제거하고 기혈 순환을 돕는 탕약을 처방하여 3개월간 복용하게 했다. 그 결과 생리량이 줄어들면서 골반 주변의 통증과 생리통이 완화되었다. 또한 방광염도 호전되어 좀 더 안정된 직장생활이 가능하게 되었다.

갱년기 증상
한방 치료

    한의학을 비롯한 동양의학에서는 갱년기 장애 증상들에 대해 천계(天癸)의 고갈로 인해 자궁과 생리, 임신 등 생식기능을 주관하는 충임맥(衝任脈)이 쇠퇴하는 것이 그 원인이라고 보았다. 천계를 현대적으로 표현하자면 몸의 생장과 발육, 생식기능 등을 촉진하는 기운, 혹은 물질이라고 할 수 있다. 한의학에서는 사춘기 시절 남성과 여성의 2차 성징을 일으키는 주역을 천계로 보고 있다. 그와 반대로 갱년기가 되면 난소의 기능이 소실되며 호르몬분비가 줄어들듯 천계가 소진되어 생식기능도 쇠퇴하게 된다는 것이다.

    생식기능의 쇠퇴로 인한 여러 가지 갱년기 장애증상은 우선 생식기능을 주관하는 신(腎)의 기운이 허해져서 나타나며, 동시에 심장과 비장의 기운이 허한 것에도 그 원인이 있다. 신경과민이나 정신적 스트레스에 의해 간의 기운이 뭉쳐 제 역할을 못해내며 심신불교 (心腎不交)가 일어날 때도 그러한 증상들이 나타난다. 간기가 뭉치면 쉽게 화를 내고 가슴이 늘 답답하며 식은 땀, 수면 장애와 함께 우울 해지기 쉽고, 허리와 무릎이 시큰거리는 증상과 함께 구역질과 설 사 등을 동반한 식욕부진이 올 수 있다. 심신불교란 평소 서로 오가 고 제어하며 몸의 생리적 평형을 유지하는 심장의 양기와 신장의 음 기 중 어느 한 가지가 허해지거나 왕성해져서 균형이 깨지면 발생하 는 체내 불균형 상태로 이에 의해 가슴 두근거림과 수면장애가 오는 것이다. 또한 비신양허(脾腎陽虛)라 하여 비와 신의 양기가 모두 허해 짐으로 인해 추위와 오한이 들고 손발이 차가워지면서 묽은 변의 증 상이 나타나며 부종이 생기기도 한다. 어혈도 갱년기 증상의 주요한 원인 중 하나이다.

갱년기 증상의 치료에는 각각의 체질과 몸 상태에 따라 신음을 길 러주거나, 따뜻한 성질의 약재로 신의 양기를 북돋아준다. 또한 음 허로 인해 상대적으로 지나치게 상승한 간의 양기를 잠재우며, 비장 의 기운을 보충해주고 심장과 신장의 상호작용이 회복되도록 도와 주는 등의 처방으로 증상의 소멸이나 완화를 꾀한다.

침과 뜸은 임맥, 비경, 방광경, 신경 등의 경혈을 이용하여 부족 해진 음기를 길러주고, 신장의 기능을 보충해줌으로써 정신을 편안 하게 해주며 허해진 비(脾) 기능을 튼튼하게 해주어 혈액의 생성을 돕고 담을 삭여주는 치료를 한다.

한방 폐경지연 치료

정신적 스트레스가 심한 요즘 여성들은 그로 인해 폐경의 시기가 앞당겨지는 조기폐경이 올 위험성이 높다. 이른 폐경을 방치한다면 아직 정신적으로 채 준비가 안 된 상태에서 급격하게 요동치는 호르몬변화 등 신체적 부조화로 인해 몸도 마음도 혼란에 빠지기 쉽다. 그러나 갱년기 증상들이 나타나기 시작한 초기에 한약처방과 치료, 적절한 운동과 식이요법 등을 통해 폐경을 지연시켜주면 갑작스런 호르몬 환경 변화에 몸이 서서히 적응할 수 있게 된다. 그 결과 폐경과 갱년기 장애 증상을 비교적 가볍게 겪거나 특별히 의식하지 못하고 흘려보낼 수 있다. 반대로 언젠가는 지나가겠지 하는 마음으로 갱년기 증상을 참기만 한다면 일상 속에서 겪는 불편감으로 인해 삶의 질이 현저히 낮아지게 되며 갱년기 우울증 같은 심리적 장애에 빠질 수 있다. 또한 골다공증이나 심혈관계 질환, 고지혈증의 악화로 인해 폐경 이후에 다가올 수십 년의 여생을 만성화된 질환과 함께 해야 할 수도 있다.

한방 폐경지연치료는 비정상적으로 급속히 진행되는 폐경의 시기를 늦춰줌으로써 폐경을 연착륙시키고 갱년기 장애를 완화하거나 최소한으로 감소시켜주는 치료 방식이다. 편차가 심한 호르몬 분비를 안정시켜 주고, 갑작스런 변화에 잘 적응할 수 있는 몸 상태를 만들어주며 갱년기 장애를 쉽게 넘길 수 있게 도와주기 때문에 무려 인생의 3분의 1이 넘는 폐경 이후의 삶을 건강하고 여유롭게 보낼 수 있도록 만들어준다. 폐경지연치료는 초경으로부터 시작되어 수십 년 동안 지속되어온 생리를 뒤탈 없이 잘 마무리해줌으로써 몸과 마음이 그 다음에 이어질 인생의 새로운 단계를 준비하고 적응할 수 있도록 도와주는 완경 요법이라고도 부를 수 있다.

만혼 추세로 인해 결혼 후 얼마 지나지 않아 갱년기를 맞을 수도 있는 여성이라면 원활한 부부관계와 함께 임신 가능성을 높이기 위해 폐경지연치료를 받는 것도 고려해볼 만하다. 또한 평소 생리가 규칙적이다가 40세 전후해서 생리불순 증상이 나타났다면 본인이 기혼이든 미혼이든 조기 폐경의 첫 징후일 수 있기 때문에 전문한의사의 검진을 통해 치료 여부를 타진해 볼 필요가 있다.

여성의 일생에는 반드시 한약을 복용해야 할 시기가 세 번 있다. 한 번은 사춘기의 바른 생리를 위해, 또 한 번은 산후조리 때, 또 한 번은 폐경과 갱년기를 맞아 완경 치료를 해야 할 때이다. 앞장에서 한방산후조리에 대해 다루며 평소 경제 사정상 가족을 위해 양보만 하게 되는 주부들이지만, 장기적인 안목으로 볼 때 온 가족의 화목과 건강을 위해 적어도 산후조리 때만큼은 꼭 한약 복용을 해야 한다고 썼던 기억이 난다. 그런데 사실 여성들에게는 그렇게 스스로를 위한 사치를 부려도 될 때가 한 번 더 있다. 바로 폐경과 갱년기를 잘 다독이고 마무리하기 위한 완경 요법의 시기이다. 산후 3개월 안에 먹은 산후조리약이 평생 건강의 디딤돌이 되는 것처럼 갱년기에 복용한 완경을 위한 탕약은 질병 없는 건강한 노후를 보장하고 인생의 후반을 든든하게 지켜주는 버팀목이 될 것이다. 또한 지나치게 이른 생리를 막고 생리불순과 생리통이 없는 바른 생리를 도와주려면 사춘기의 딸에게도 반드시 한약을 먹게 하는 것이 좋다. 강의에서나 우리 한의원을 찾는 환자분들께도 나는 늘 그런 이야기를 강조한다.

폐경지연치료는 총 3단계에 걸친 처방과 치료가 이루어진다. 첫 단계로 호르몬분비 이상 등 체내 불균형을 바로잡고 자궁과 난소의 기능저하를 회복시킴으로써 갑작스런 폐경을 지연시켜주는 폐경지연 하우탕을 처방하여 급성 갱년기 장애증상을 해소해 준다. 그와 함께 침과 좌약, 질매선 등 다양한 치료로 기혈순환을 원활하게 하고 스트레스로 인한 간기의 울체를 개선시켜주어 심한 감정기복이나 불안감, 우울감 등 심리적, 정서적 증상 등을 완화시킨다. 다음 단계로는 체중감량과 대사량 증진, 부종 개선 등의 치료를 병행하여 갱년기 증상으로 인해 발생할 수 있는 성인병 위험 요인을 제거하는 처방과 치료를 하게 된다. 그리고 마지막 세 번째 단계에서는 몸의 원기를 북돋아주고 음양의 평형을 맞춰주는 탕약과 치료로 폐경 이후 건강한 삶의 토대가 마련될 수 있도록 돕는 것이다.

폐경지연 하우탕

갑작스러운 폐경으로 인한 몸과 마음의 충격을 덜어줄 수 있도록 폐경의 시기를 지연시켜주는 맞춤형 탕약. 호르몬 분비의 불균형을 바로잡고 인체의 밸런스를 맞춰주며 자궁과 난소의 떨어진 기능을 회복시켜주는 처방으로 만들어진다.

질매선

질매선이란 근골막침을 이용하여 질 벽의 점막과 근육에 매선이라 불리는 단백질 성분의 폴리디옥사논 실을 자입하는 방식으로 일종의 염증 반응에 의한 자가조직증식을 유도하여 골반 근육을 강화하고 질벽 내 콜라겐 조직의 증식에 의해 자궁과 질의 수축력을 높여주는 한방시술요법이다. 질 절개로 인한 출혈과 감염, 수술 후 재발 등의 우려가 있는 외과적 수술과 달리 비교적 안전하고 간단한 시술로 갱년기 장애증상인 요실금, 질 건조증, 음부소양증 등을 개선하고 소음순비대칭도 교정이 가능한 비수술 치료법이다.

삶의 질 향상을 위한
갱년기 극복 Tip

갱년기는 누구에게나 찾아오는 자연스러운 삶의 과정이다. 갱년기에 나타나는 신체와 정신의 이상 증상들에 이끌려가며 힘겹게 보내기보다는 그러한 증상들에 대해 잘 알고 보다 적극적인 태도로 이겨내기 위해 노력한다면 좀 더 건강한 일상을 누릴 수 있을 것이다. 갱년기를 지혜롭게 잘 보낼 수 있는 방법들을 알아보자.

> 갱년기를 지혜롭게 이겨내는 10가지 방법

① 갱년기는 자연적인 노화의 과정임을 이해하고 편안하게 인정한다.

② 갱년기 증상에 대해 적극적으로 공부하자. 갱년기 장애 극복의 첫 걸음은 갱년기를 제대로 아는 것이다.

③ 가족이나 친구 등 주변 사람과 대화를 나누고 소통하는 시간을 자주 갖는다. 감정의 기복이나 불안감 등 갱년기 증상에 대해 이해를 구하고 함께 대응책을 고민해 보는 것도 도움이 된다.

④ 규칙적이고 꾸준한 운동은 신체적, 정신적 건강을 위해 필수이다.

⑤ 갱년기에 부족해지기 쉬운 철분, 칼슘이 든 식품, 5군 영양소가 골고루 함유된 건강 식이는 갱년기 증상을 완화시키고 이겨내는 데 도움이 된다.

⑥ 하루에 15분 정도 햇빛을 쐬면 비타민D의 체내 합성을 도와 골다공증을 개선시킬 수 있으며 갱년기우울증상 극복에 도움이 된다.

⑦ 규칙적인 운동과 적절한 식이요법으로 적정 체중을 유지하면 갱년기로 인한 성인병을 줄일 수 있다.

⑧ 담배나 음주, 지나친 카페인 섭취 등은 골다공증을 악화시킬 수 있으므로 되도록 자제한다.

⑨ 비뇨생식기의 위축과 골다공증은 폐경 이후에도 진행된다는 사실을 알아두자. 여성호르몬을 대체할 수 있는 기능성 식품의 섭취 등 전문가의 도움을 받아 꾸준히 관리하는 것이 바람직하다.

⑩ 명상이나 요가 등 정신과 신체 기능을 활성화시키고 스스로를 컨트롤 할 수 있는 취미를 갖는 것도 갱년기 증상 개선에 도움이 된다.

갱년기 건강에 도움이 되는 음식들

다음과 같은 식품들은 열성 홍조, 불면증, 감정의 기복, 질 건조증 등 갱년기 증상을 완화시켜주는 효능이 있다고 알려져 있다. 무엇보다 싱싱하고 건강한 식재료로 영양을 골고루 섭취하는 균형 잡힌 식생활과 함께 적정 체중을 유지하는 것은 폐경으로 인한 여러 가지 불편 증상을 해소해주며, 심혈관계통 질병과 골다공증을 줄여주는 역할을 한다.

두유, 두부 등 콩류

2012년 미국 델라웨어대학의 한 연구진에 따르면 에스트로겐과 비슷한 콩 속의 이소플라본이 여성의 갱년기 장애 중 가장 흔한 안면홍조 증상의 발현 빈도를 줄여준다고 한다. 연구의 대상이 된 여성들은 6~12개월 동안 매일 54mg이상의 이소플라본을 섭취했으며 그로 인해 안면홍조의 빈도가 5분의 1 정도로 줄고, 증상의 심각도도 낮아졌다. 참고로 연구 대상으로 참여한 여성들이 섭취한 것과 동일한 분량의 이소플라본을 얻으려면 하루에 두유는 빅 사이즈 테이크아웃 컵(480ml)으로 두 잔 정도이며 두부는 약 198g으로 시판되는 400g 두부 한 모 기준으로 그 절반인 약 반 모 정도이다.

풍부한 단백질이 함유된 식품

단백질은 우리 몸의 조직을 만드는 구성 성분이다. 또한 체내 각종 효소와 면역물질도 모두 단백질로 이루어져있다. 우리 몸이 손상을 회복하고 외부의 감염과 질병을 이겨내는 데는 단백질이 중요한 역할을 하고 있는 것이다. 폐경과 노화로 인해 조직이 쇠퇴하고 면역력이 저하되는 갱년기 여성에게 단백질은 없어서는 안 될 필수 요소이다. 단백질은 콩류 등 식물성 식품에도 들어있지만 우리 몸에 꼭 필요한 필수 아미노산을 얻기 위해서는 동물성 단백질을 반드시 섭취해야 한다. 단백질이 많이 든 식품으로는 육류나 생선, 달걀, 유제품 등이 있다.

오메가-3 지방산이 든 생선류

연어, 참치, 꽁치, 고등어, 정어리 등의 등 푸른 생선에 함유된 오메가-3 지방산인

EPA는 뇌기능을 촉진하고 콜레스테롤을 저하시켜 동맥경화, 심근경색 등 심혈관계 질환을 예방하는 효능이 있다. 또한 기분을 안정시키는 효과가 있어 극단적으로 변화하는 감정의 기복과 갱년기우울증을 완화시켜주고 불면증 해소에도 도움을 주며 무기력증과 성욕 저하를 개선시켜준다고 알려져 있다.

채소와 과일

잎이 무성한 녹색 채소에 많이 포함되어있는 엽산은 세포 분열과 성장에 꼭 필요한 비타민이다. 체내에서 여러 가지 역할을 하고 있지만 혈액과 관련해서는 적혈구를 생산하며 혈류의 소통과 혈관 이완 작용을 하여 고혈압을 막아준다. 그런 이유로 엽산이 결핍되면 빈혈이 오기 쉬우며 우울증의 원인이 된다는 연구결과도 있다. 식사 때마다 엽산이 듬뿍 든 푸른 잎채소를 많이 섭취하면 신경 안정 작용과 함께 갱년기 우울증을 예방해주는 효능이 있다.

또한 비타민과 무기질이 풍부한 채소와 과일을 하루 4~5번 정도로 꾸준히 섭취하면 갱년기 주요 증상 중 하나인 심장병이나 뇌졸중을 비롯한 심혈관계 질환을 예방할 수 있다. 충분한 양의 채소와 과일을 먹기 위해서는 식사 때마다 샐러드를 곁들이는 것이 좋고 간식이나 후식도 되도록 과일로 대체하는 것이 바람직하다. 그러나 과일에 포함된 당분은 지나치게 많이 섭취할 경우 비만의 우려가 있으므로 적당한 양을 먹도록 한다.

칼슘과 비타민 D

에스트로겐 분비의 급격한 감소로 인한 골다공증은 갱년기의 대표적 증상 중 하나이다. 폐경과 함께 더욱 빠르게 진행되는 골다공증을 막기 위해서는 평소 뼈 건강에 도움이 되는 칼슘과 비타민D를 충분히 섭취하는 것이 좋다. 칼슘은 우유나 치즈, 버터, 요구르트, 잎 푸른 채소, 견과류, 뼈째 먹는 생선 등에 풍부하게 들어 있고 영양제 형태로 섭취하는 것은 소화기능에 문제가 있을 경우 흡수가 어려울 수 있으므로 되도록 식품 형태로 먹는 것이 바람직하다.

비타민D는 대장과 콩팥에서 칼슘이 흡수되도록 돕고 칼슘을 뼈와 치아 등에 축적 시키며 신장에서 칼슘과 인산염이 재흡수 되도록 만드는 역할을 한다. 면역세포 생산을 돕기 때문에 비타민D가 부족할 경우 면역력이 떨어지고 자궁 근육이 약화 된다. 비타민 D는 등 푸른 생선과 계란 노른자, 쇠고기와 돼지고기, 간 등에 많이 들어있으며 햇빛만 충분히 쐬어도 몸 안에서 합성되는 만큼 하루 15분 정도는 반 드시 산책이나 걷기 운동 등을 통해 햇빛에 노출되는 것이 좋다.

식품을 통한 철분 섭취

갱년기 여성은 혈액 생성 및 순환 기능의 저하와 자궁근종, 생리주기 이상으로 인한 과다 출혈 등 여러 가지 원인으로 빈혈이 발생할 가능성이 높다. 철분 제제를 섭취하는 것도 도움이 되지만 철분을 과다하게 복용할 경우 간 조직에 쌓여 독성을 유발하며 심장 기능 이상, 당뇨병, 색소침착 등을 일으키기 때문에 되도록 식품 형태로 먹는 것이 좋다. 철분이 많이 들어있는 붉은 살코기, 달걀노른자, 짙은 녹색 채소, 검은콩 등을 식탁에 자주 올리도록 하자.

섬유질이 풍부한 통곡물과 감자, 마 종류

탄수화물은 도정되지 않은 통밀이나 현미 등 섬유질과 무기질이 많은 상태로 섭취하는 것이 좋다. 특히 섬유질은 장 속에서 중금속이나 독성물질 등 몸에 해로운 성분을 흡착, 배출하는 기능을 함으로써 장을 튼튼하게 하고 유산균 등 몸에 유익한 세균총이 살 수 있는 좋은 환경을 만들어준다. 장은 면역력과 관계가 깊은 만큼 섬유질에 의한 장 건강은 뇌졸중, 심장질환 등 갱년기로 인한 질병들을 막아주는 역할을 한다. 감자나 마 종류 역시 섬유질이 풍부한 양질의 탄수화물 공급원이며 마의 경우 에스트로겐과 비슷한 성분이 함유되어 있어 에스트로겐 부족으로 인한 갱년기 증상을 개선시켜준다.

피해야 할 음식들

자극적인 음식이나 커피의 카페인 등은 안면홍조 증상을 심화시킬 수 있다. 커피 섭취를 줄이고 커피 카페인을 대체할 수 있는 녹차나 허브차를 마시는 것이 바람직하다. 또한 과도한 염분은 심장병, 뇌졸중 등 심혈관계 질환을 악화시키고 설탕은 비만과 당뇨병의 위험성을 높여 폐경으로 인한 갱년기 질환을 부추길 우려가 있다. 다량의 포화지방 역시 갱년기 장애에는 독이 되므로 되도록 저염, 저설탕, 저포화지방의 식품을 섭취해야 한다.

바른 생리와 여성 건강

1판 1쇄 인쇄 2018년 8월 25일
1판 1쇄 발행 2018년 8월 30일

지은이 윤정선
펴낸곳 도서출판 처음 | **출판신고번호** 제 2015-000020호
주소 경기도 고양시 일산서구 일현로 140, 109동 202호
전화 02-3472-1950 | **팩스** 02-379-4535 | **이메일** mrm97@naver.com

ISBN 979-11-954837-8-5 13510

이 도서의 국립중앙도서관 출판예정도서목록(CIP)은 서지정보유통지원시스템 홈페이지(http://seoji.nl.go.kr)와 국가
자료공동목록시스템(http://www.nl.go.kr/kolisnet)에서 이용하실 수 있습니다.(CIP제어번호: CIP2017025636)